# 肩·肘·腕·髖·膝·腿

# 徒手訓練
# 解痛全書

## Build Your Own Bulletproof Body

**物理治療師 × 訓練專家聯手，**
**90 個徒手動作 ×4 大訓練計畫，**
**改善五十肩、網球肘、膝關節炎**

羅斯·克利福德 Ross Clifford、艾許利·凱琳 Ashley Kalym／著
王啟安／譯

目錄 **CONTENTS**

# 4 營養與恢復

# 5 肩關節

## 訓練動作

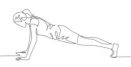

# CONTENTS

## 8 髖關節

### 訓練動作

## 9 膝關節

### 訓練動作

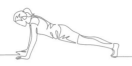

# 10 小腿、踝關節、腳掌

# 11 脊椎

# CONTENTS

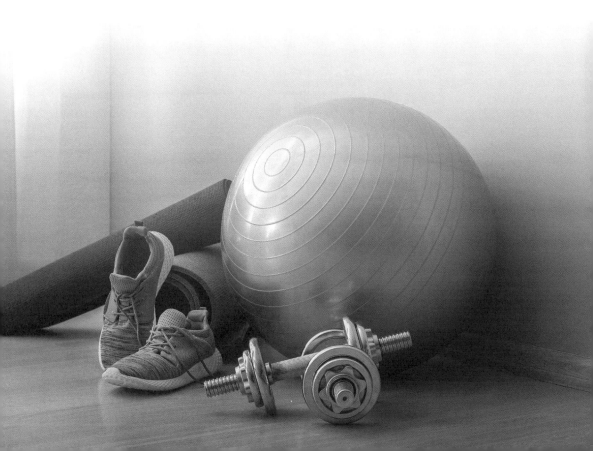

# 前言

　　現在是開始徒手訓練的最佳時機。在過去幾年的健身潮流中，徒手訓練始終占有一席之地。不過，在這個穿戴式裝置當道的年代，徒手訓練卻走出自己的路。徒手訓練並非最新的潮流，也不是曇花一現的流行趨勢。數千年前就有人類開始採用徒手訓練，但其實更早的人類為了生存而奔跑、攀爬、跳躍、舉起重物的時候，廣義的徒手訓練早已誕生。使用自身體重作為阻力，似乎早就是人類的本能。

　　今天的徒手訓練不再是眾多運動選項的其中一種。只要是認為身體功能比身材好壞重要的人，都會使用徒手訓練。許多線上課程都能帶領你進步，從最基本的人體動作，一路練到人體國旗等肌力與柔軟度的極致表現；許多健身社團也對能夠做到暴力上槓的成員表示崇高的敬意；許多優質的徒手健身書籍也紛紛上市，裡面詳細說明各種動作的漸進方式，讓初學者和進階者都受益無窮。

　　徒手訓練最重要的目的是提升肌力，但許多動作也能改善關節活動度與肌肉柔軟度，主要是因為在執行徒手訓練時，我們除了針對目標肌群以外，全身的肌肉也會隨時啟動，此時就會需要核心肌群來負責穩定身體。徒手訓練隨時隨地都可以做，而且需要的成本和器材都不會太多，是不是很棒？

　　本書的目的和多數徒手訓練書籍與線上課程略有不同。本書的作者分別是一位職業物理治療師和一位徒手訓練專家，兩位作者一致同意徒手訓練能夠加強體能，讓我們更能面對現代生活的壓力；也同

意徒手訓練在傷害復健扮演非常重要的角色。如果你經常執行這些動作，絕對可以大幅提升肌力。所謂的肌力除了是身體產生力量或壓力的能力以外，更是身體承受力量或壓力的能力。而這種能力正是本書的重點，我們把肌力成長和身體韌性的概念結合，讓我們的身體壓力能更快恢復，並回到最健康的身體狀況。

　　我們的目標是教導讀者如何將徒手訓練的原則，應用在肌肉骨骼系統的傷害預防與復健。無論你的訓練和生活再怎樣妥善安排，也很難避免大大小小的傷害。我們無法控制所有外部因素，但至少可以確保身體夠強壯，足以盡量吸收外力的衝擊，不讓傷害輕易發生；而就算不幸受了傷，我們也能盡快讓身體恢復正常。本書將協助各位讀者達到以上「預防傷害」與「盡快恢復」這兩個目標。

　　我們希望各位讀者在閱讀本書之後，能更加認識人體神奇的肌肉骨骼系統，也能更瞭解自己的身體。本書不是訓練或競技運動的專業教科書，而是一本含有「必要知識」的手冊，讓讀者更瞭解身體的結構與常見問題。確保各位讀者更加認識人體以後，我們也提供各部位的徒手訓練動作，來加強復健與傷害預防的效果。在本書的最後，我們也將這些動作整理成完整的計畫，讓各位讀者用來打造更加強韌的身體。所有動作都經過兩位作者的親自實驗，多年來也幫助許多人提升肌力、並從傷害中恢復。

　　關於本書的訓練動作，我們想提醒各位讀者的是，乍看之下你可能會覺得我們誤解了這些動作的效果。不過，我們其實是「重新理解」了這些動作。舉例來說，一般認為引體向上是提升背部（尤其是闊背肌）肌力與肌肉量的典型方法。不過現在請你仔細思考這個動作的細節：雙手握住單槓、以及要把自己拉上去時手肘彎曲的程度，光是想到這邊，你應該就開始覺得前臂有「充血」感了吧？現在再請你

想想，引體向上真的純粹只是一個訓練背部的動作嗎？我想答案應該很明顯了。跟所有徒手訓練動作一樣，引體向上的訓練目標絕對不只單一肌群。我們會陪著你一步步探索徒手訓練的眾多好處，並讓你重新檢視這個史上最流行的訓練法所帶來的好處。

　　祝大家聰明訓練。

羅斯·克利福德&艾許利·凱琳

2022 年 2 月

# CHAPTER 1

## 肌肉骨骼傷害

Build Your Own Bulletproof Body

肌肉骨骼傷害或功能失調，可能影響全身的肌肉、關節、肌腱、韌帶等組織。不管我們處在生命中的任何階段、不管我們的生活型態為何，這些問題都可能發生，身體甚至可能無緣無故就出了問題。受傷有時候可能是因為明顯的外傷，但有時候也可能在毫無預警的情況下出現。也許你一早起來就發現身體怪怪的，或是原來根本沒感覺，但漸漸變得不太對勁。

如果你現在有類似的問題，別擔心，其實很多人跟你一樣。肌肉骨骼傷害很普遍，其中最常見的是下背部疼痛，幾乎所有人都會在人生中某個階段遇到這個問題。根據相關研究的估計，在已開發國家中，隨時都有 4% 至 33% 的人正苦於下背部疼痛；有些國家中，肌肉骨骼功能失調甚至占了工作相關病痛的 40% 左右，**代表這種問題的主因是生活與工作，反而不是運動傷害**。也就是說，你早晚會發現本書的內容相當受用，甚至可能很快就能體會到。

我們在第一章會簡單探討軟組織的修復過程、區分慢性與急性的肌肉骨骼問題，並列出慢性肌肉骨骼功能失調的常見類型。

## 軟組織傷害與修復

施加在肌肉骨骼結構的力量如果超過所能負荷的上限，該部位的正常結構與組織功能就會受到破壞。這種情況可能很輕微，你只會在接下來一兩天感覺到疼痛而已。如果你常運動或做體力活，就會很熟悉肌肉痠痛的感覺，而這種痠痛正是肌肉組織受到輕微損傷的現象。只要有適當的休息和營養（詳見第四章），發炎過程結束後疼痛就會消退，此時肌纖維會修復，並可能變得更粗壯更強大。這個狀況相當常見，幾乎每天都會發生，因為我們的身體每天都必須面對各種

大大小小的外力。

　　本書討論的重點是比肌肉痠痛更麻煩的肌肉骨骼問題，特別是身體在承受超出負荷範圍的力量時，所產生的問題或傷害。我們會先以宏觀的角度，探討肌肉骨骼結構在受傷時經歷的修復過程，接著討論為何有些傷害無法在預期的時間內恢復，也就是所謂的「慢性傷害」。而本書將提供特定的徒手訓練動作，來針對這類傷害進行復健並提升身體韌性。

## 傷害與發炎

　　傷害的種類很多，可能是腳踝扭傷這種明顯的損傷，也可能是脊椎韌帶或椎間盤長時間過度的壓力。無論形式為何，只要外力超過肌肉骨骼結構所能承受的範圍，就會導致變形或是受傷。受傷的層面可能是細胞、肌纖維、結締組織纖維、骨骼組織或是部位周遭的血管。如果傷害太嚴重，甚至可能讓許多層面同時受到影響。舉例來說，血管受損的時候會腫脹，出現瘀血的狀況；而細胞和肌纖維損傷則會引發發炎反應，同樣會導致腫脹，但通常會需要較長時間才會出現明顯症狀。

　　發炎化學物質會刺激神經末端、造成疼痛，提醒身體有受傷狀況、需要休息。這些化學物質會將血管打開，讓受傷的部位出現紅腫熱痛的狀況，此時一般建議的做法是所謂的 PRICE，包括保護（protect）受傷部位、休息（rest）以避免額外動作使受傷加劇、冰敷（ice）、壓迫（compress）受傷部位以抑制發炎組織液流動、並抬高（elevate）受傷部位，避免血液或組織液因重力而大量流向受傷部位。更詳細的原理與做法不屬於本書的討論範圍，因此如果真的出現受傷或發炎狀況，建議尋求專業醫療人員的建議與協助。

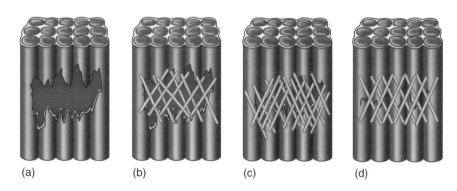

▲圖 1.1
疤痕組織：(a) 組織損傷、(b) 受傷組織初步修復的任意排列、(c) 長時間休息不動，讓受傷部位周圍的張力提升、(d) 受傷組織的張力逐漸恢復正常。

## 修復過程

　　取決於受傷程度，傷後發炎反應可能持續數小時至數週。發炎是展開修復的必要過程，此時新的組織會被運送到患部，來取代或連結原本受損的組織。在骨骼、關節和肌肉中，新的組織和原本受損的組織會是一樣的；但在肌腱、韌帶、肌肉周遭纖維等結締組織中，原本的組織會被所謂的「疤痕組織」取代。疤痕組織由膠原蛋白組成，而膠原蛋白是身體許多部位的組成要件。經過一段時間後，疤痕組織會變得跟原本被取代的組織越來越像，但永遠不會和原本的組織一模一樣，因此日後再度發生傷害的機率會比較高，例如惱人的腿後肌緊繃、反覆性腳踝扭傷等等。

　　大約在傷後的三個星期左右，新的膠原蛋白會開始成熟，過程大約會持續數個月。之後膠原纖維中會開始產生連結，讓正在復原的組織越來越強健，此時膠原纖維就會開始慢慢萎縮。有時候傷害似乎永遠無法完全恢復，就是因為最後這兩個階段的關係。

**KEY POINT** ////

肌腱、韌帶，以及肌肉周遭纖維等結締組織受損的時候，原本的組織會被
由膠原蛋白組成的疤痕組織取代。

## 無法修復怎麼辦

　　患部的膠原纖維開始萎縮，並在彼此之間形成強韌的連結時，最後形成的疤痕組織在功能上可能和原本健康的肌肉、韌帶或肌腱不同。這些組織周遭的纖維原本會沿著壓力的方向排列，也就是可以在伸展的情況下滑動並延伸，而且能夠承受外在的「拉力」。不過在疤痕組織形成時，纖維的排列並沒有固定方向，因此如果修復過程沒有漸進式的負荷與動作，這些纖維就無法「重新生長」回原本的樣子。

　　結果就是在傷後休息一陣子以後，你再做出以前認為正常的動作，患部就會再次拉到，導致更嚴重的發炎、以及更多的疤痕組織。周遭纖維逐漸萎縮並強化的時候，患部對壓力與張力的容忍程度會下降，因此容易讓舊傷復發，並再次造成發炎與疤痕組織的形成。這個惡性循環相當常見，因為建構方式不良的疤痕組織無法替代原本的健康組織，而這種循環也很可能導致慢性或不斷復發的肌肉骨骼問題。

## 區分肌肉骨骼傷害

　　所謂「慢性」的疾病或傷害，指的是持續很長一段時間，或是不斷反覆發生的疾病或傷害。我們在討論疤痕組織修復與恢復不良的危險時，都要記住這個定義。慢性傷害也稱為「過度使用傷害」

（overuse injuries），而如果是在明顯創傷後立刻出現的傷害，則稱為「急性傷害」（acute injuries）。

慢性過度使用傷害比急性傷害更為常見，而且很可能起因於工作、運動或休閒活動。這些傷害不會立刻對我們的活動能力造成影響，一開始的症狀也比較輕微，伴隨著或多或少的疼痛與身體問題。如果身體不斷接觸不良的刺激，問題就會惡化。所謂不良的刺激包括特定的訓練或運動動作，但更有可能是久坐，或在工作或休閒時反覆執行某種動作。

慢性過度使用傷害的成因，往往是長時間的壓力累積，超過身體組織的容忍範圍。不管體能狀況如何，都有可能出現慢性過度使用傷害，而這類傷害也取決於壓力的大小、時間，以及身體接受壓力的方式。整體來說，慢性過度使用壓力有以下三種可能原因：

1. 組織或身體的體能狀況不佳，無法滿足任務的需求。本書的重點，就是透過各種功能性動作，協助讀者建構身體各部位的韌性。

2. 環境造成的傷害。可以留意一下桌子的位置、駕駛姿勢、訓練及運動器材等等，看看是否有辦法做些調整來減少身體承受的壓力。

3. 活動本身帶來過量的壓力。體能和健康狀況相對較佳的人如果因為久坐而產生下背問題，常常會懷疑是否自己的脊椎出了問題。不過，答案往往是「沒有問題」，畢竟人類的脊椎本來就不適合讓我們以脊椎彎曲（彎腰駝背）的方式久坐。如果有上述情形，請視情況調整活動。

# 慢性肌肉骨骼傷害類型

　　本書第五章到第十一章將討論特定身體部位常出現的肌肉骨骼問題。許多問題其實都是慢性過度使用傷害，或曾經是急性傷害但最後沒有完全修復。這些問題可能影響全身的肌肉、關節、肌腱及韌帶。我們先簡單列出幾種常見的問題類型，後續的章節將進一步討論。

## 肌肉拉傷

　　肌肉拉傷可能發生在全身任何一個部位，但比較常見於橫越兩個關節的較長肌肉，因為這些多關節肌肉的動作或控制需求比單關節肌肉還大。常常發生肌肉拉傷的部位包括腿後肌和小腿肌，它們都承受相當大的負荷，也是減慢動作和吸收力量的關鍵肌群。在後續的章節中，我們將討論增強這些肌肉的特定動作，讓它們更有辦法應付日常生活所遇到的負荷。如果疤痕組織修復狀況不佳，腿後肌和小腿肌的拉傷都可能變成慢性傷害。當然，我們也將提供一些建議的訓練動作，來達到最佳的修復效果。

## 肌腱問題

　　一般認為肌腱問題是發炎所導致，但經過本書後續章節的討論，我們會發現更可能的原因是肌腱退化。相關的研究與經驗也指出類似的概念，而我們也將提供訓練動作來協助「肌腱病變」的復健，並進一步預防肌腱問題發生。肌腱問題常出現於肩關節（第五章）、肘關節（第六章）、膝關節（第九章），以及踝關節（第十章）。

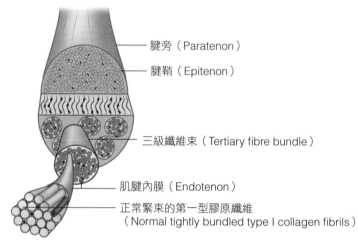

腱旁（Paratenon）

腱鞘（Epitenon）

三級纖維束（Tertiary fibre bundle）

肌腱內膜（Endotenon）

正常緊束的第一型膠原纖維
（Normal tightly bundled type I collagen fibrils）

▲圖 1.2　肌腱構造圖

## 韌帶問題

　　韌帶問題如果沒有完全修復，可能會變成慢性傷害。如果沒有針對受傷韌帶的周遭施予漸進式的負荷，新生的疤痕組織很可能無法健全發展。此時如果突然受到外力衝擊，就算只是一般的活動，可能也會發現患部腫脹甚至疼痛，類似狀況在腳踝「內翻」扭傷後相當常見。韌帶受傷後，患部關節甚至可能出現不穩定的狀況，所以更需要適當訓練患部周遭肌肉，以確保能對外力有妥善的反應，並對關節穩定性提供額外支持。我們也提出特定的訓練動作，來增進肩關節（第五章）、膝關節（第九章），以及踝關節（第十章）韌帶受傷後的身體韌性，並讓修復的過程更加順利。

## 關節問題

　　最後要探討的是關節問題。骨關節炎多半出現在承受大重量的關節（當然其他關節也有可能出現），是一種常出現於老化關節的症

狀，但並不是只有老年人會有這種症狀。年齡確實是骨關節炎的一個風險因子，但是基因、肥胖、受傷史也和骨關節炎有關，甚至營養與水分補充也會有影響（第四章會有相關討論）。許多人都認為骨關節炎無法改善，或認為活動只會讓骨關節炎惡化，但這兩種觀念都不一定正確。我們也提供有證據支持的特定訓練動作，讓讀者能夠藉此控制骨關節炎帶來的疼痛等問題。

本章探討的所有問題，都能透過動作和運動達到某種程度的控制，而這也是本書的重點。我們將在下一章解釋，為何徒手訓練相當適合作為傷後復建和提升身體韌性的手段。誠摯希望各位讀者也能跟我們一樣，在執行本書介紹的方法以後，身上的疼痛和問題都可以獲得大幅度改善。

# 徒手訓練動作
# 的好處

　　我們將在本章討論為何徒手訓練動作相當適合傷害預防與復健，以及為何傳統方法的效果較不理想。傳統傷害預防與復健方法效果較差，是因為會將特定的身體部位孤立出來訓練。而如果要預防傷害，就應該讓目標部位完整活動範圍（ROM）內的肌力都得到完善訓練。此外，除了加強主要的動作肌群以外，訓練動作也應加強輔助和穩定肌群。

## 基本的動作

　　傳統物理治療多半採用孤立式的訓練及矯正動作，很可能無法全面改善身體各部位的功能，以達到最佳的復健效果。復健的目標其實很單純，就是要盡可能提升身體的力量、活動能力，並避免傷害。這樣一來，未來受傷的機率就會降低，而現在身體傷害的復健就能更快完成。

　　舉例來說，如果有人因為傷害而無法執行深蹲等下肢動作，傳統的方法是使用伸展來提升活動度、使用一些器材來提升肌力、再加入一些矯正動作來補強並啟動特定肌群。這些方法其實都沒有錯，但其實治標不治本。

　　各種方法都會有效果，但最有效的莫過於以基本動作為主的方法。以改善深蹲為例，我們建議盡早使用深蹲相關動作，並引入各種進退階動作。用深蹲相關動作來訓練深蹲，就可以用最單純的辦法來同步整合肌力、活動度，以及肌群啟動模式。

## 精簡的器材

　　許多物理治療所和健身房都有相當昂貴或複雜的器材，固然對於傷害預防與復健相當有效，但使用者必須有辦法且有能力使用到這些器材，才能達到復健或訓練目標。本書提供的多數動作可以不需要器材，或僅需要使用相對便宜且容易取得的器材，因此在家裡或飯店房間等任何場所幾乎都可以執行，不受到時間、地點、器材或知識的限制。不過我們還是會不斷強調，如果你無法判斷身體疼痛或問題的原因，還是強烈建議尋求專業的醫療協助。

## 人體的自然動作

　　徒手訓練動作在傷害預防與復健的另一個好處，就是這些動作都屬於人體自然動作。對小孩來說，在有負荷的時候以完整的動作範圍移動肘關節、膝關節、髖關節、肩關節等關節，是相當常見的狀況，但這種能力卻會在我們長大的過程中漸漸流失。因此對成年人來說，透過運動來找回這些動作模式，是修復關節功能的最好辦法。深蹲、跨步、推、拉、扭轉、伸展都是人體自然動作，也是相當有益的徒手訓練動作。許多重量訓練動作會用更複雜的方式來移動外在阻力，但這就和我們小時候所做的人體自然動作不太一樣了。

## 具變化性

　　徒手動作的種類非常多，因此可以讓多數訓練者始終維持訓練的動力與興趣。徒手動作可以是手腕支撐等單關節動作，也可以是深

蹲跳等大肌群多關節動作。有這麼多動作可以選擇，我們就不容易在訓練過程中感到無聊。此外，執行徒手動作的方法也有很多，例如單一動作執行、循環訓練、計時、計次，或是進階至某個特定動作等等。換句話說，就算只採用某幾種動作，還是能設計出各種不同的執行方法，例如引體向上少說就有 20 種不同的變化。當然不是所有的變化動作的傷害預防效果都一樣，有些甚至會超過你現在的能力範圍，但重點是徒手訓練永遠有許多變化動作可以選擇。

## 進階與退階

徒手訓練的另一個優點，就是可以在不需要添增器材的情況下調整動作的難度。讓動作變簡單就是所謂的「退階」，相當適合受傷或一段時間未訓練的情況下執行，也很適合完全沒有經驗的初學者。以伏地挺身為例，我們可以調整身體的角度來改變難度，例如讓雙膝跪地，或是減少動作範圍。另一方面，讓動作變困難就是所謂的「進階」。同樣以伏地挺身為例，我們可以增加動作範圍、放慢動作速度、或將雙腳的位置墊高，這些都提升伏地挺身的難度。

# CHAPTER 3

# 開始訓練

Build Your Own Bulletproof Body

在開始任何形式的訓練之前，無論目的是傷害預防、復健、提升肌力、改善外型等等，都建議先尋求專業醫療人員的建議，畢竟本書所涵蓋的內容有限，可能沒有包含你當下的受傷狀況。此外，如果你現在的傷害還在急性期，就必須先經過一些處理，才能開始執行徒手訓練計畫。本書提供的動作大多都很安全，而且不太需要運動的經驗也能執行，但如果沒有正確執行，或沒注意到身體的某些狀況，還是可能會有風險。先尋求專業的醫療協助，可以確保你不會走上冤枉路。確立了正確方向以後，本書才能進一步透過各種多關節大肌群動作，幫助你提升身體的韌性。

## 基本身體需求

我們希望盡可能讓所有人都能執行本書的計畫，包括現在身上有傷的人、想避免再度受傷的人，因此無論身體條件或體能程度為何，都可以展開本書提供的徒手訓練計畫。有些動作確實建議要先具備一定程度的肌力或身體能力，但你一定可以在本書找到適合自己的動作。本書各章節都會說明各種運動的進退階方式，以符合所有程度訓練者的需求。我們也為各個動作列出以下的分級系統，建議讀者可以根據自身程度選擇動作：

LEVEL 1：適合所有程度的訓練者，包括完全新手或長時間沒有運動的人。

LEVEL 2：適合具備基礎體能、且身體功能健全的訓練者。

LEVEL 3：適合規律訓練且體能良好的訓練者。

　　許多人在開始訓練之前，都擔心自己的體能狀況不夠好。為了解決這個問題，我們提供各式各樣的訓練動作，幾乎所有人都能隨時隨地以最精簡的器材訓練。我們提供的訓練動作通常都有變化款，讓各種程度的人選擇適合自己的動作。我們不可能掌握所有讀者的狀況，所以各位讀者必須自己探索，看看自己的體能程度為何。我們建議先從最簡單的動作開始，熟悉後再執行較困難的版本，這樣就能把基礎打好，並且循序漸進。我們會在本書不斷強調「簡單」或「基本」動作的重要性，因為如果忽略這些動作，力量的基礎很可能會打得比較差，增加未來受傷的風險。

　　本書各章所提供的動作，對於身體能力的要求都不一樣。舉例來說，**肌力**指的是肌肉發揮力量的能力。肌肉越強壯，就能發揮出越強的力量，就更能把需要肌力的動作做好，例如引體向上等動作。**活動度**指的是身體自由移動到某個位置的能力，例如深蹲的最低位置就可以檢測下肢活動度，畢竟許多人雖然肌力不錯，卻沒有足夠的活動度來蹲到最低。**柔軟度**指的是肌肉允許關節移動到極端位置的能力，例如用手摸腳趾就是一個柔軟度的展現。我們也在本書開頭就提過，所謂的**韌性**就是身體承受外力以及對外力做出反應的能力。因此，本書的重點在於盡量協助讀者提升肌力與活動度，改善身體的韌性。

## 挪出足夠的時間

　　你可以挪出多少時間來執行傷害預防與復健，取決於實際上能動用的時間、以及傷害類型等因素。此外，主要目的是為了能夠返回工作崗位還是重回賽場，也會影響傷害預防與復健所需的時間。

　　每人每天都一樣有 24 小時，要在忙碌的日常挪出時間來訓練確實不是很容易。這個問題沒有一體適用的解方，但我們建議可以將生活中大小事情的優先順序整理出來。舉例來說，很多人每天都有時間看電視，但這些時間其實也都可以拿來訓練。這時候可以問問自己，是要讓惱人的下背和腿後肌疼痛持續發作？還是無論如何也要追上最新的一集劇？訓練和傷害預防也需要花時間，因此要和生活中其他事情競爭有限的時間。如果你覺得肩膀復健比追劇重要，你就會自動找到時間做訓練。好消息是，這些動作只需要 10 分鐘左右就可以做完，而且在自家客廳也能執行，所以你大可以邊追劇邊訓練。

　　傷害預防和復建所需的時間，也常常因傷害本質而異。疼痛程度輕微的腳踝傷害，可能每天只要花幾分鐘的時間處裡就好；但因為姿勢不良或過度使用造成的長期下背部疼痛，可能就會需要更多時間才能恢復。我們建議從基礎開始循序漸進，但如果你已經相當有運動基礎，就能更輕易將我們建議的動作加入自己的運動計畫，達到更好的復健效果。只要方法正確並持之以恆，早晚一定會看到效果。

## 器材

　　有效的傷害預防與復健計畫，不需要大量的昂貴器材。本書提供的訓練動作幾乎都不需要使用器材，因此多數人都有辦法輕易執行。當然還是有些動作需要器材，但我們會盡量減少這些動作，並使用多數健身房隨處可見的器材，或相對便宜且容易取得的器材。以下列出執行本書的訓練計畫時，你可能會需要的器材。

## 引體向上單槓

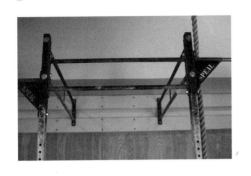

引體向上單槓是徒手訓練中很重要的器材，因為可以讓你使用重力作為阻力。有了引體向上單槓之後，我們就可以執行肩胛引體向上、肱三頭肌下推、手腕懸吊等動作。幾乎所有健身房都有引體向上單槓，而家用型也相當容易取得。在選購相關產品時，你應該注意以下幾點：首先，單槓的粗細要適中，必須握得舒服（太粗會握不住、太細手會很痛）。第二，單槓距離地面的高度要合適，讓你可以輕鬆且安全執行動作。第三，器材要夠穩固，運動時才不會發生危險。

如果你訓練的健身房沒有引體向上單槓，或是你在家裡訓練，還是有其他方法。家用的單槓現在相當常見，而且也有各種不同的類型，其中一種是將單槓固定在門框上，安裝時不需要使用任何工具。如果覺得這種單槓太過草率，也可以將單槓固定在牆上或天花板上（但建議裝設在地下室或車庫等空間）；另外也有一種包含底座與邊框的器械式單槓，這種器材通常也會有雙槓可供使用，相當值得投資（甚至比半年的健身房會籍還便宜）。當然，你也可以在公園尋找任何固定的物體，這樣在戶外也能夠隨時訓練。

## 滾筒

滾筒是按摩或所謂筋膜放鬆的必備器材之一，有許多不同的種類，包括適合初學者的軟式滾筒、適合有經驗訓練者的硬式滾筒等

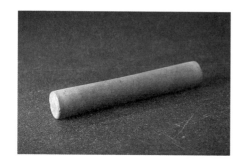

等。各種滾筒也各有特色，有的會有一些突起物，就像狼牙棒一樣；也有表面相當平滑的類型。現在大多數的健身房都有滾筒，但如果你常去的健身房沒有滾筒，或是你在家裡訓練，你絕對可以在網路上或運動用品店買到便宜的滾筒。

## 瑜伽墊

跪姿動作以及會對手掌和手腕帶來壓力的動作，特別建議在瑜伽墊上進行。瑜伽墊也有各種厚度可供選擇，而現在大多數的健身房都有瑜伽墊，但如果你常去的健身房沒有提供，你絕對可以在網路上或運動用品店買到便宜的瑜伽墊。

## 健腹輪

本書只有一個動作會使用到健腹輪，就是跪姿腹肌滾輪。這個動作是最困難的核心訓練動作之一，對於提升脊椎韌性與附近肌肉的力量相當有幫助。跪姿腹肌滾輪屬於較為進階的動作，可能要先掌握其他建議動作後再

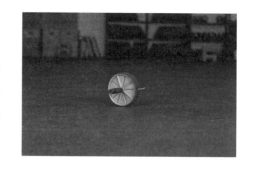

來執行。健腹輪的構造通常是一顆輪子旁邊裝有握把，輪子的大小會依型號而有所不同，握把則是讓雙手緊握的地方。根據經驗，不是每

間健身房都有健腹輪，而如果你常去的健身房沒有提供，你也絕對可以在網路上或運動用品店買到便宜的健腹輪。基本上健腹輪不太會有需要維修的機會，而且構造簡單又堅固，通常都可以使用很多年。

## 雙槓

雙槓可以用來執行雙槓下推。多數健身房都有雙槓，主要的特色是兩根槓之間大約會有兩英呎的距離，而槓的高度大約與成人站姿時的肩膀一樣高。健身房裡的雙槓通常都和引體向上單槓出現在同一個器材上。

如果你沒有加入健身房，或想在家裡訓練，還是可以用相對便宜的價格買到雙槓。與引體向上單槓不同的是，雙槓通常需要固定在牆上，也必須夠堅固，這樣才能安全支撐你的體重。另一個辦法是使用兩張椅子的椅背，或其他能支撐你體重的堅固穩定物體來執行動作。如果空間和預算允許，就直接買同時具備雙槓和單槓的器材，這是一石二鳥之計。當然，你也可以看看附近的公園有沒有類似的器材。

## 抗力球

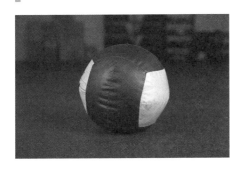

抗力球有時候也稱作瑞士球，在各地的健身房（甚至居家）都相當常見。抗力球之所以近幾年會那麼受歡迎，是因為核心訓練與不穩定表面訓練的大行其道。本書中只有一個與膝蓋相

關的動作會使用到抗力球，但其實本書未討論到的許多動作也都可以使用抗力球。你可以在網路上或運動用品店買到便宜的抗力球，相信會是相當有價值的投資。

## 運動階梯

使用階梯或平台，可以降低某些動作的難度。舉例來說，做伏地挺身時讓手比腳高，會讓難度降低，因為此時更多的體重會由下肢來支撐。多數健身房都有各種高度的運動階梯，或是大大小小的方塊，供訓練者視情況調整階梯的高度。

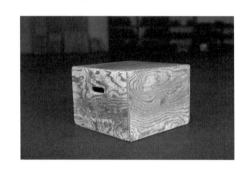

如果你沒有加入健身房，可以在網路上或運動用品店買到運動階梯。當然，你也可以使用家中的任何物體來替代，例如樓梯、階梯，甚至沙發的扶手。只要注意安全，你可以盡情發揮創意。

## 槓鈴

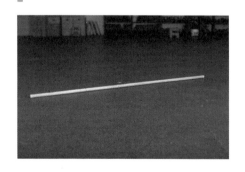

槓鈴也是許多動作不可或缺的器材。建議選擇堅固且重量較輕的槓鈴，避免使用 20 公斤（44 磅）的一般標準槓鈴，因為重量太重，可能不適合多數讀者。建議使用有氧課程中使用的

槓鈴，因為這種槓鈴的長度和重量都比標準槓鈴小，也能輕鬆加上小重量，較適合本書建議的訓練動作。你也可以使用掃帚等木製的棍子來替代槓鈴，不但具有類似的效果，而且便宜又容易取得。

## 彈力帶

　　執行徒手訓練時，彈力帶非常好用，本書建議使用彈力帶來做肩關節相關的訓練動作。運動用的彈力帶有各式各樣的張力與厚度，有些非常容易拉伸，有些則有相當大的阻力。大多數的健身房都有各式各樣的彈力帶，

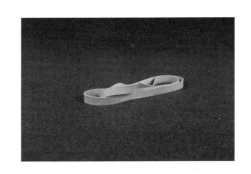

而就算你不是健身房會員，或是在家裡訓練，也可以在網路上或運動用品店找到相當便宜的彈力帶。

## 體操吊環

　　體操吊環或許是本書最專業的訓練器材。在我們提供的訓練動作中，並沒有太多需要使用到吊環，但如果你喜歡徒手訓練，體操吊環還是相當有用。多數商業健身房很少看到體操吊環，但吊環的好處無庸置疑。如果以單位體重來計算，體操選手可以算是世界上最強壯的一群人，所以他們的訓練方法對於傷害預防與復健也會相當有效。

　　體操吊環在健身房中相當少見，所以你可能需要自行購買。如果買的是尼龍版本（而非正式體操運動使用的木製吊環），應該不需要花太多錢就能入手，而且只要妥善照顧，應該可以使用很久。吊環

商品通常都會有拿來固定在其他物
體上的繩子，請確保固定的位置夠
高，至少要比頭還要高，這樣就能
把吊環放在地板或腰部的高度，就
會有足夠的動作空間。在做德式懸
吊（第五章，動作 5.14）的時候，
就必須懸吊在半空中，同時讓身體
相當接近地板。

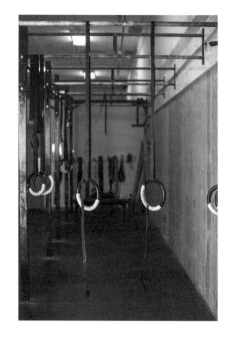

# CHAPTER 4

## 營養與恢復

Build Your Own Bulletproof Body

傷害預防與復健的一大重點，就是知道什麼時候該休息。許多人都不知道的是，運動訓練的時候，身體並不會變強，韌性也不會提升；只有在休息的時候，身體才有機會自我修復。所謂的休息不一定是整天什麼事都不做，而是不要做過量或是過度重複的動作。平常的訓練會對身體帶來些許損傷，而休息日正是讓身體有機會修復這些損傷的機會。

我們將在本章探討營養、休息與恢復等各個面向，這些面相對於傷害復健與提升身體韌性都相當重要。

## 營養

有一句話說：「不管訓練做得再好，沒有好的營養也是枉然。」所以在撰寫訓練相關的書籍時，我們絕對不能忽略營養這個重要的議題。大家的時間都很寶貴，我們希望你的努力能得到最多的回報。

除了休息和良好的睡眠品質以外，營養也是運動後恢復、預防受傷、傷後復健的關鍵因素。討論營養的時候，我們必須考量兩個重點，第一個是營養的種類或品質，第二個是營養的分量。我們顯然應該多吃肉、魚、蛋、蔬菜、水果等天然的食物，因為攝取這些天然且未加工的食品時，身體可以輕鬆吸收其中的營養素，而且也比較容易消化。

但是如果要討論訓練後恢復，以及降低慢性肌肉骨骼傷害所需的營養分量，就沒有那麼容易。一方面我們應該攝取足夠的食物，身體才不會缺乏必需的營養；但我們也不能吃太多，導致不必要的體重上升。幸好，如果我們攝取的都是天然食物，要讓體重增加太多其實

很困難。就算是全世界最強壯的人（職業大力士選手）也必須強迫自己暴飲暴食，才能達到他們想要的身形。天然食物的熱量通常不高，所以就算是非常大量的蔬菜，含有的熱量也無法和小份的垃圾食物相比。垃圾食物通常具有很高的「熱量密度」，所以如果吃垃圾食物吃到飽，代表你攝取了相當多的熱量，我們甚至不需要討論伴隨垃圾食物而來的汽水或果汁等等，這些食物和飲料都含有相當大量的糖和飽和脂肪。我們現在已經知道，並不是所有的熱量來源都均等，我們必須重視熱量的來源，因為有些化學物質比較容易為身體利用與吸收，有些化學物質則容易直接儲存（通常是以脂肪的形式儲存）。

我們需要的食物分量取決於許多因素，包括年齡、身高、體重、肌肉量、訓練史、基因等等。本書只能提供一般準則，因為各位讀者的狀況都不一樣。第一個準則是每天至少要吃三餐，並盡可能定時定量，不要常常不吃飯，也不要一次吃很少，下次突然吃很多。

第二個準則就是要確保每餐都攝取蛋白質。蛋白質是最能帶來飽足感的營養素，讓我們在飲食後更不容易感到飢餓。蛋白質同時也是肌肉、肌腱、韌帶等結締組織的組成要件，而這些組織在每次訓練與每天的活動都會受到壓力。適當的蛋白質攝取可以讓我們有效增肌，讓安靜代謝率提高，也就是即使身體在休息，也會需要提供細胞更多的養分，這樣代表我們更能夠控制體重，也代表我們必須攝取更多營養素，才能維持這些新長出來的肌肉。此外，健全的肌肉和結締組織也能讓關節得到更多保護，讓身體內部與外部的力量得到更多緩衝，因此身體的韌性也會更強。

第三個準則是確保每天攝取足夠的水分。我們的大腦可能會將長期缺水的狀況誤判為飢餓，這樣就很容易攝取過多不必要的熱量。肌肉、結締組織、關節都需要足夠的水分，以維持正常的生理功能，

並增加對傷害的抵抗能力。

另外，請盡量避免垃圾食物與加工食品，包括速食、含糖點心、顏色鮮豔的飲料，以及看起來不天然的任何食物，甚至是經過加工的糖與麵粉等精緻或高度加工的食品，都請盡量避免，因為這些食物對健康的效益都遠遠不如天然食品。

## 生長與修復的基本營養

我們目前討論到的這些準則，就足以改善多數人的健康狀況。以下我們將討論特定營養素對於傷害預防與復健的效果。

### ▍蛋白質

人體基本上就是由蛋白質組成的，無論是控制細胞活動的酵素，或是肌肉與結締組織纖維，都必須有蛋白質，才能得到適當的修復與替換。本書的重點是透過提升身體韌性與肌力，來減少傷害的機率並促進復健的效率，因此蛋白質可說是最重要的營養素。無論是動物性或植物性蛋白，我們攝取的蛋白質都由胺基酸組成。胺基酸為人體吸收以後，就會在體內重組，建構出全新的結構。這個過程可能發生在腳踝扭傷時韌帶膠原纖維的修復，也可能是人體內的肌肉量增加，以應付需要力量的職業或運動需求。從增加肌肉量或維持適當肌肉修復的角度來看，一般建議每日每公斤體重攝取兩公克的蛋白質。

## 鈣

　　強壯的骨骼對於維持骨骼力量與預防骨折等傷害非常重要。鈣是維持骨骼強壯的關鍵礦物質，可以強化骨骼內的蛋白質結構。人體唯有透過飲食才能攝取鈣，而我們可以透過許多食物來攝取鈣。不管是否有乳糖不耐的症狀，許多人都開始戒除乳製品的攝取。不過即使如此，只要瞭解哪些食物中含有鈣，你還是會有辦法攝取足夠的鈣。含有鈣的食物包括牛奶、羽衣甘藍、沙丁魚、優格、綠花椰菜、西洋菜、起司，以及小白菜等等。

## 維生素 D

　　維生素 D 與鈣的關係相當微妙且緊密，因為身體需要維生素 D 才能吸收鈣，進而提升骨骼健康。換句話說，就算你攝取全世界所有的牛奶，如果沒有攝取足夠的維生素 D，身體還是無法吸收並利用所有的鈣。

　　許多食物都含有維生素 D，而只要飲食均衡，應該就能攝取到足夠的量。身體在接觸日光時也會合成維生素 D，而直接日曬的效果則會更好。目前的研究指出，大約每天曬太陽 20 分鐘就足夠。不過為了避免大量接觸有害的紫外線，還是建議防曬。如果可以依照本書建議的內容，每天在戶外訓練 20 分鐘，對於身體健康與韌性將會有很大的幫助。

## 維生素 C

很多人可能都聽過一個傳說，就是維生素 C 有助於治療感冒。不過，這種說法其實沒有證據支持。而許多人不知道的是，維生素 C 對於傷害預防與復健非常有幫助，原因包括：

1. 維生素 C 可以幫助身體製造膠原蛋白，對於修復韌帶與肌腱等結締組織非常重要，在維持身體結構穩定扮演關鍵的角色。

2. 維生素 C 可以讓人體從食物中吸收更多的鐵，可以輔助血紅蛋白的生成，有助於提升紅血球運送氧氣的能力。

3. 維生素 C 屬於抗氧化物，可以降低自由基對細胞的傷害。

許多食物都含有維生素 C，包括綠花椰菜、木瓜、甜椒、抱子甘藍、草莓、鳳梨、柳橙、奇異果、白花椰菜、葡萄柚、番茄等。

每天需要攝取多少維生素 C 仍沒有定論，不過一般建議男性攝取 90 毫克，女性則攝取 75 毫克，有些研究指出，每天攝取 400 毫克對健康更有益。更有一份研究建議，受傷過後的短時間（大約五天）內，建議每天攝取 1000 至 2000 毫克的維生素 C。不過維生素 C 屬於水溶性，無法儲存於人體內，因此過量的維生素 C 只會排出體外，並不會帶來任何益處。

在你衝去商店大量購買維生素 C 補充品以前，先聽聽我們的警告：過量攝取維生素 C 可能導致許多副作用，包括噁心、胃部痙攣、頭痛、疲勞，甚至腎結石。

## 碳水化合物的重要性

最近許多與健康、減重相關的報導，都讓人對碳水化合物避之唯恐不及。許多媒體都提倡「寧枉勿縱」的飲食方式，不分青紅皂白把碳水化合物排除在飲食計畫之外。不過，碳水化合物是相當重要的營養素，對於健康和運動表現非常重要。我們真正需要注意的，其實是碳水化合物的來源。

要討論這個議題，我們必須先區分含澱粉與不含澱粉的碳水化合物。不含澱粉碳水化合物也會提供身體所需的能量，但熱量與提升血糖的效果，都比含澱粉碳水化合物低很多。不含澱粉碳水化合物來源包括葉菜類、紅蘿蔔、白花椰菜、四季豆、甜玉米、番薯等等。我們建議飲食中可以盡量攝取這些食物，而一份典型的飲食計畫可以包含烤雞胸肉、豌豆、綠花椰菜、紅蘿蔔、糙米。在這份飲食計畫中，雞胸肉提供了蛋白質和脂肪，其他蔬菜則提供不含澱粉碳水化合物，滿足所有身體所需的營養素。只要堅持類似的飲食計畫，相信很快就能達到健康、減重、健身，以及傷害預防等目標。

而含澱粉碳水化合物則常見於麵包、義大利麵、馬鈴薯、米飯等食物。這些食物都很容易攝取過量，而且含有很高的熱量，攝取太多就會造成體重增加，如果再加上蛋糕、甜甜圈、冰淇淋、巧克力等加工食品，體重和體脂肪就更容易失控。因此，為了健康，建議盡量減少這些食物的攝取。當然還是可以吃米飯和馬鈴薯，但米飯建議選擇糙米，而馬鈴薯則不要吃太多。

真正對身體有害的是加工與精緻碳水化合物。它們不是天然的碳水化合物來源，卻也是從天然碳水化合物加工而成，而這正是問題所在。你可能常常看到有些食品的包裝上貼著「無添加糖」或「含天

然糖」等標籤。糖固然是天然的物質，許多天然食物都含有糖，但我們必須注意自己攝取的是哪一種糖。有些經過加工的糖很難為身體吸收，所以不是直接轉換形式儲存於體內（導致體重增加），就是會增加肝臟的負荷（肝臟是人體代謝毒素的器官）。

在已開發國家中，代謝症候群、肥胖、非酒精性脂肪肝疾病等症狀都越來越常見。這些病症不屬於本書的討論範圍，但你可以透過許多管道取得更多相關資訊。本書要強調的是，我們必須想辦法讓身體努力獲得熱量，而不要輕易讓大量的熱量進到我們的身體。

## ▍水分

人體大約 60% 是由水分組成，因此水分是不可忽視的營養。許多人都有長期水分攝取不足的狀況，而現代人常常用飲料代替水分，使情況變得更糟。許多人會用咖啡、茶、含糖飲料、甚至酒等飲料作為水分的來源，這樣其實不太理想。咖啡和茶都有咖啡因，具有利尿效果，因此會讓你流失水分；而含糖飲料雖然含有水分，但也有許多對身體有害的化學物質，包括各種精緻和加工糖。糖不僅是對身體修復毫無益處的「空白」熱量，也會干擾減重的效果。因此如果你平常有攝取含糖飲料的習慣，想要達到任何健康相關目標都可說是事倍功半。

許多人都不確定單位時間內應該攝取多少水分。針對這個問題，我們列出了一個簡易的表格，告訴你在 24 小時內應該攝取多少水分（表 4.1）。值得注意的是，水分的攝取量會因為幾個原因而有所不同，包括氣候、身體狀況、體型、運動的多寡等。

| 體重（公斤） | 體重（磅） | 水分攝取（公升） |
|---|---|---|
| 45.5 | 100 | 1.5 |
| 50 | 110 | 1.7 |
| 54.5 | 120 | 1.8 |
| 59 | 130 | 2 |
| 64 | 140 | 2.1 |
| 68 | 150 | 2.3 |
| 73 | 160 | 2.4 |
| 77 | 170 | 2.6 |
| 82 | 180 | 2.7 |
| 86 | 190 | 2.9 |
| 91 | 200 | 3 |
| 95.5 | 210 | 3.2 |
| 100 | 220 | 3.3 |
| 104.5 | 230 | 3.5 |
| 109 | 240 | 3.6 |
| 113.5 | 250 | 3.8 |
| 118 | 260 | 3.9 |
| 122.5 | 270 | 4.1 |
| 127 | 280 | 4.2 |
| 132 | 290 | 4.4 |
| 136.5 | 300 | 4.5 |

▲ 表 4.1　建議水分攝取量（以 24 小時為單位）

## 酒精攝取

酒精對健康的影響仍然眾說紛紜。有些研究指出適量攝取酒精（例如一杯紅酒）對健康有益，但就算這個說法正確，對健康的益處應該也不會完全來自酒精，而是釀酒用的葡萄本身就對健康有益。

如果你正在傷後復健階段，或想要避免受傷，建議盡可能減少酒精的攝取。身體代謝酒精需要花費一定的時間和能量，會影響身體吸收能量與營養素的效率，因此降低生長與修復的效果，無助於達到強壯且具有韌性的身體。而如果你的傷害仍在急性期，別忘了酒精會讓血管擴張，可能會加劇患部的腫脹，因此延後恢復時間。

# 休息與恢復

## 睡眠

充足且優質的睡眠，是傷害預防與復健的基本，不過現代人卻常有睡眠障礙，原因包括工作、家庭、金錢、健康等等，而睡眠障礙又會讓上述問題更加嚴重，因此形成惡性循環。要解決這些問題，可以試著在睡前向他人訴說，或把這些問題寫下來，讓心情放鬆過後再睡覺。

除了現代生活的煩惱以外，有些人的「睡眠衛生」做得很差，大幅影響睡眠的質與量。所謂睡眠衛生指的是能促進睡眠品質的生活習慣。舉例來說，在正確的時間上床睡覺、避免熬夜看電視、感到累的時候就去睡覺、不要與疲勞作對等等，都能顯著提升睡眠品質。

現在很多人還是常常在睡前使用手機或平板等電子產品，這點也建議避免。此外，許多人有睡前閱讀習慣的人，也越來越常使用電子產品來閱讀，這樣也會影響睡眠品質。電子產品所發出的藍光會影響腦部功能，而現在許多電子產品都可以加裝螢幕保護貼，或使用特定的模式，來降低藍光的量。如果你真的必須在床上使用電子產品，就建議使用保護貼或開啟降低藍光的模式，不過更好的方法還是避免把手機放在臥房。別擔心，社群媒體的通知不會消失不見，你早上起床後一定還是會看到。

一般認為，午夜前就寢也能提升睡眠品質，而如果需要早起的話就更是如此。話說回來，有些人開始懷疑每天是否真的要睡滿八小時，他們認為身體在睡眠三至四個小時後就會自動醒來，之後會再需要一個三至四小時的睡眠時間。如果真的是這樣，只要確保中間醒來的時間不要跑去吃零食就好！

最近午睡也越來越受重視，也有越來越多證據顯示午覺確實會帶來好處，因為身體狀況在下午的時候似乎真的會比較差，需要小睡片刻來恢復能量。也有人建議在午覺前攝取咖啡因，讓我們可以在午覺醒來後更有精神。

高品質的睡眠可以調控荷爾蒙功能，包括生長荷爾蒙、壓力荷爾蒙，以及與血糖控制有關的荷爾蒙。因此，睡眠品質對生活中的各面向都有影響，包括心理健康、體重控制、身體韌性等。

## 減少壓力

減少壓力也是預防傷害的重要面向，因為任何形式的壓力都會對身體產生負面影響。現代人難免都有心理壓力，舉凡金錢、工作、

家庭、未來等面向都可能很令人困擾。如果不採取行動來處理這些壓力，就有可能會逐漸失控。壓力過高的時候，身體就可能出現問題，例如血壓與肌肉張力升高等等。本書的第五章將討論壓力如何導致肩關節與頸部的姿勢異常，進而引發更嚴重的問題。這種因為肩關節與頸部壓力累積而導致的疼痛，是很多人的共同經歷。

如何處理日常生活中的事務，已超出本書的討論範圍，但我們還是提出一些基本的建議，也許有助於減少壓力對身體的影響。首先，你可以讓身心都保持活躍，因為強壯的身心會讓你在面對壓力時感到更輕鬆。第二，確保睡眠和營養充足，這點我們之前也提過，因為均衡飲食能讓你的身心充滿能量，帶來更好的身體狀況，更能面對壓力的挑戰；此外，均衡飲食也能確保你不會因為體重失控而感到壓力。

放假時做的事情也相當重要。如果你在工作與生活中常常感到壓力，就必須想辦法排解，例如養成運動等良好習慣。放假時就要認真休息放鬆，多花點時間和喜歡的人一起做喜歡的事。

## 各種坐姿

許多上班族每天久坐，可能會導致一些本書會討論到的身體問題。肌肉如果太緊繃或太虛弱，都會造成慢性傷害與疼痛，影響你的日常生活。**久坐最常導致的兩個問題，就是腿後肌過度收縮、脊椎（尤其是腰椎）問題。**

如果你工作的時候必須維持坐姿，建議你可以：每小時站起來伸展腿後肌、臀部、脊椎。如果情況允許，你可以參考本書的相關章節，在上班日加入一些簡單的活動度訓練動作。你也可以嘗試站著工

作，這樣可能可以減少久坐對身體帶來的壓力。如果你的工作場合有人體工學檢測設施，建議你可以好好利用；但如果沒有，還是可以問問自己，工作時桌椅的配置或你的姿勢是否讓你感到舒服。如果感覺不對，很可能就真的有問題，建議視情況調整。

也許你在家也會久坐，可能的原因包括看電視、閱讀、吃宵夜，或純粹在享受天倫之樂。就算真的必須久坐，你還是可以做出一些調整，而最簡單的方式莫過於坐在地板上，並讓雙腳往前伸直；而就算是盤腿坐在地上，也可以有效伸展臀部與下背部。這些姿勢可能一開始會感覺不太舒服（尤其如果腿後肌和下背部太緊繃），但很快你的腿後肌就會變得越來越柔軟，這些姿勢就會越來越舒服。採取這類坐姿不需要任何器材，也不太會影響你在家裡做的任何活動。如果你在家裡可以避免坐姿，那就更完美了，舉例來說，可以陪家人邊散步邊聊天，或是站著閱讀等等。

## 頭部前傾

頭部前傾是近年來開始出現的身體狀況。所謂的頭部前傾，就是頭部和頸部稍微往前傾，導致頸部和肩關節附近的肌肉張力失衡。這種狀況的常見原因是長時間使用手機等電子產品，因為這時候眼睛會往下看，讓頭部一直維持在前傾的姿勢。這種姿勢會帶來什麼長遠的影響，目前還不是很清楚，畢竟類似的電子產品也還沒有存在太久，因此還需要一段時間的觀察才能確定。

頭的重量大約是 5 至 6 公斤，如果頭部和肩關節往前傾，偏離理想的排列位置，頸伸肌的啟動就會大幅增加。頭部每往前傾 2.5 公分，對脊椎壓迫的重量就會增加 4.5 公斤左右。如果情況一直沒有改善，可能導致頸部肌肉張力過高，並對頸部周圍的關節產生過度

的壓力。

要改善頭部前傾的問題，最好的辦法就是盡量減少手機等電子
產品的使用，或至少在使用時盡量注意姿勢。你可以問問自己，是否
已經習慣用頭部前傾的姿勢來使用電子產品。使用社群媒體對人生已
經沒什麼幫助了，如果再加上不良姿勢，真的不如趕快把電子產品放
下，趕快去活動活動。

本書第十一章會討論一些簡單且有效的動作，讓你改善頭部前
傾帶來的問題。

## 過度訓練

進行傷害預防與復健時，也建議將過度訓練的概念納入考量。
簡單來說，所謂過度訓練指的是訓練強度與頻率太高，而且每次訓
練之間的休息不足，導致訓練效果受到影響、事倍功半。過度訓練
會造成許多身心問題，而我們最需要注意的是休息不足所導致的影
響。如果訓練頻率和強度太高，身體的損傷在下次訓練前很可能無
法恢復，而如果繼續維持相同的頻率與強度，身體狀況就會開始緩
慢惡化，最後導致受傷與運動表現下降。如果身體一直遭受這麼大
的壓力，骨骼、肌肉與結締組織（例如韌帶與肌腱）抵抗壓力的能
力也會受到影響。另外，過度訓練也會帶來心理疲勞，並影響免疫
系統與內分泌系統。

要預防過度訓練，建議養成記錄訓練內容的習慣，並在身心疲
勞、或身體出現疼痛的時候，把這種感覺記下來。如果你是耐力型運
動員，建議穿戴能夠監控心跳的儀器，並把心跳與訓練內容記錄下
來。這樣一來，你就更能在第一時間發現過度訓練的徵兆並適時做出
調整。比起訓練，這時候你的身體更需要休息。

# CHAPTER

# 5

## 肩關節

Build Your Own Bulletproof Body

## 肩關節簡介

很多人都知道，肩關節的活動範圍與功能都相當驚人，而我們建議將肩關節視為複合式關節。我們日常生活中的各種動作幾乎都需要使用到肩關節，無論是洗頭髮、穿內衣，或是各種常見的動作，肩關節都必須進行大範圍的動作；而在運動場上，肩關節的重要性就更無須贅言。

肩關節也和人類的情緒大有關聯。感受到壓力的時候，我們的肩膀會往耳朵的方向抬高，此時肩關節周遭的肌肉會因為張力過高而不舒服。此外，身體感到疼痛的時候，肩關節也會把活動度鎖住（請想像如果有人在鎖骨受傷後，把無法動彈的手臂固定起來），這個現象在其他關節上幾乎都不會發生。我們也常常看到，冰凍肩（五十肩）患者要用健康的手來移動另外一邊肩膀附近的手臂，才有辦法完成想做的動作。

肩關節屬於複合式關節，移動與穩定都有許多部位各司其職。瞭解這點以後，我們就能更快速認識肩關節的構造，在周遭部位出現問題、疼痛、動作受限時，也能更輕易找出原因。

## 肩關節構造

### 被動結構

本書討論關節時所謂的被動結構，指的是肌肉骨骼系統中無法自主移動的任何結構，也就是必須由其他部位輔助才會移動的結構，

例如因為重力、人為動作，或是肌肉與肌腱拉動才會移動等等。

被動（或稱不動）結構是關節形狀與穩定的基礎，包括骨骼、軟骨、韌帶、關節囊，以及滑囊液等等。圖 5.1 是這些結構的示意圖。

肩關節周遭比較明顯的骨頭包括肩胛骨、肱骨及鎖骨，以及由肋骨和胸骨組成的後側胸壁。

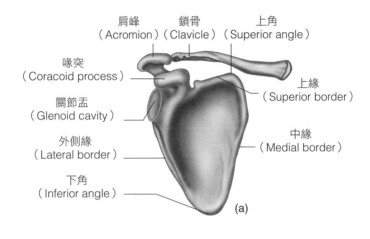

肩峰（Acromion）　鎖骨（Clavicle）　上角（Superior angle）
喙突（Coracoid process）
關節盂（Glenoid cavity）
外側緣（Lateral border）
下角（Inferior angle）
上緣（Superior border）
中緣（Medial border）
(a)

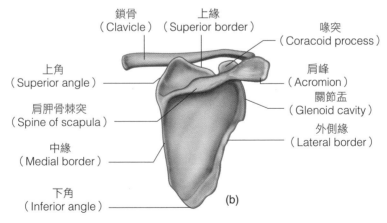

鎖骨（Clavicle）　上緣（Superior border）　喙突（Coracoid process）
上角（Superior angle）
肩胛骨棘突（Spine of scapula）
中緣（Medial border）
下角（Inferior angle）
肩峰（Acromion）
關節盂（Glenoid cavity）
外側緣（Lateral border）
(b)

▲ 圖 5.1　肩關節周遭的骨骼，上圖 (a) 為前側觀，下圖 (b) 為後側觀

**KEY POINT** ////

鎖骨和胸骨之間的關節（胸鎖關節）是連接手臂和身體的唯一關節！胸鎖
關節雖然小，但對身體功能相當重要。

　　身體與手臂之間的連結與力量傳遞，並非由胸鎖關節獨力完成。
執行徒手訓練動作或任何形式的負重動作時，肩胛骨和肋骨之間特殊
的交互作用，讓力量得以在身體與手臂之間傳遞。一般不會將胸鎖關
節當作真正的關節，但這個「假」關節卻是肩關節功能、位置與穩定
的關鍵。胸鎖關節如果出問題，可能導致肩關節周遭的各種問題與疼
痛，也會產生我們接下來要討論的各種狀況。我們將在本章後續的篇
幅中，討論如何執行徒手訓練動作，來解決肩胛胸廓關節動作控制的
問題。

　　肩關節有許多韌帶以及一個關節囊，負責穩定肩關節、限制多
餘或不必要的活動，並將關節相關位置回饋給大腦。圖 5.2 中有一個
部位稱作肩峰下三角肌滑囊，就是因為位於肩關節三角肌下方，以及
位於肩胛骨下的肩峰下方而得名。如果這個充滿液體的部位出問題，
就可能造成肩關節疼痛（詳見後面「肩峰下夾擠」的討論）。

## 主動結構

　　簡單來說，主動（收縮）結構就是能夠產生動作的部位。肌肉
在接收到電脈衝後，無論是有意識或無意識造成的電脈衝，都會產生
收縮（縮短），此時肌肉會拉動肌鍵，肌腱再對骨頭施力，讓關節產
生動作。肌肉只能拉不能推，所以在沒有重力或其他力量的情況下，

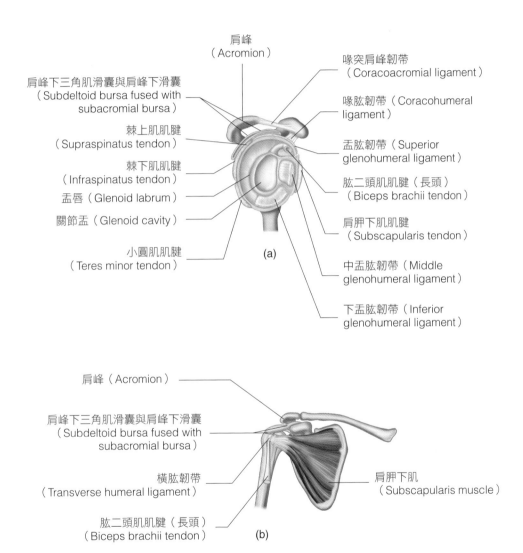

肩峰
（Acromion）

喙突肩峰韌帶
（Coracoacromial ligament）

肩峰下三角肌滑囊與肩峰下滑囊
（Subdeltoid bursa fused with
subacromial bursa）

喙肱韌帶（Coracohumeral
ligament）

棘上肌肌腱
（Supraspinatus tendon）

盂肱韌帶（Superior
glenohumeral ligament）

棘下肌肌腱
（Infraspinatus tendon）

肱二頭肌肌腱（長頭）
（Biceps brachii tendon）

盂唇（Glenoid labrum）

關節盂（Glenoid cavity）

肩胛下肌肌腱
（Subscapularis tendon）

小圓肌肌腱
（Teres minor tendon）

(a)

中盂肱韌帶（Middle
glenohumeral ligament）

下盂肱韌帶（Inferior
glenohumeral ligament）

肩峰（Acromion）

肩峰下三角肌滑囊與肩峰下滑囊
（Subdeltoid bursa fused with
subacromial bursa）

橫肱韌帶
（Transverse humeral ligament）

肩胛下肌
（Subscapularis muscle）

肱二頭肌肌腱（長頭）
（Biceps brachii tendon）

(b)

▲圖 5.2　肩峰下三角肌滑囊：(a) 右手側面觀；(b) 右手前側觀（剖面圖）

無法讓關節回到原本的位置。因此，肌肉幾乎都是成對存在，而在肩關節和手臂附近的部位，最有名的一對肌肉就是肱二頭肌與肱三頭肌（如圖 5.3 所示）。

**KEY POINT** ////

要打造最強韌的肩關節，就要認真訓練旋轉肌群的肌肉與肌腱，以及控制肩胛骨的肌肉。

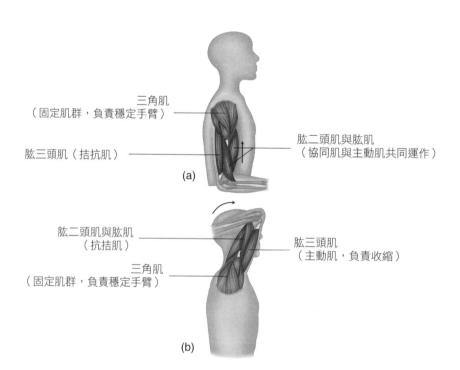

三角肌
（固定肌群，負責穩定手臂）

肱二頭肌與肱肌
（協同肌與主動肌共同運作）

肱三頭肌（拮抗肌）

(a)

肱二頭肌與肱肌
（抗拮肌）

肱三頭肌
（主動肌，負責收縮）

三角肌
（固定肌群，負責穩定手臂）

(b)

▲ 圖 5.3　肌肉的協同動作：(a) 彎曲手臂（屈肘），(b) 伸直手臂（伸肘）

如果講到肩關節周遭的其他肌肉，你首先想到的可能是三角肌。要用力將手臂往側邊抬起，或將重量往頭上推的時候，三角肌固然扮演很重要的角色，但三角肌在肩關節復健上卻沒有那麼重要。

旋轉肌群可以提供動態的壓力支撐，將上臂（肱骨）的位置穩定控制在肩胛骨提供的關節窩中，對肩關節來說是非常重要的肌群。除了提供動態穩定以外，旋轉肌群與肌腱也能確保真正的肩關節（盂肱關節）做出適當的動作。旋轉肌群包括棘上肌、棘下肌、肩胛下肌、小圓肌。這四條短肌肉都是從肩胛骨延伸至肱股上緣。如果因為姿勢不良或肌肉失衡，導致周遭骨頭相對位置改變，旋轉肌群的功能就會受到影響。

不過，如果我們真的想要做到肩關節傷害復健，或讓周遭肌肉更有韌性，就必須考量會影響肩胛骨的所有肌肉，包括斜方肌、菱形肌、提肩胛肌、闊背肌、大圓肌、三角肌、胸大肌、胸小肌、前鋸肌、喙肱肌、肱二頭肌，以及肱三頭肌。我們不太可能把這些肌肉的功能分開討論，而且這麼做也可能帶來反效果。因此我們必須適當徵召這些肌肉，才能讓它們用正確的方式各司其職。用徒手訓練動作來復健以及增強身體韌性，最重要的概念就是讓對的肌肉做對的事情。

**KEY POINT**

身體在執行特定功能的時候，都會有許多肌肉同時受到徵召，不會只有單一肌肉。

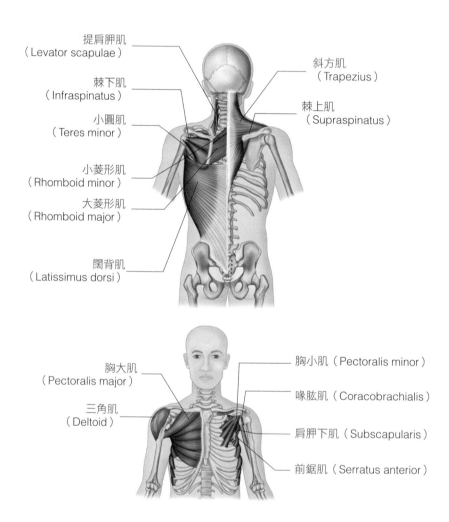

提肩胛肌
（Levator scapulae）

斜方肌
（Trapezius）

棘下肌
（Infraspinatus）

棘上肌
（Supraspinatus）

小圓肌
（Teres minor）

小菱形肌
（Rhomboid minor）

大菱形肌
（Rhomboid major）

闊背肌
（Latissimus dorsi）

胸大肌
（Pectoralis major）

胸小肌（Pectoralis minor）

喙肱肌（Coracobrachialis）

三角肌
（Deltoid）

肩胛下肌（Subscapularis）

前鋸肌（Serratus anterior）

▲圖 5.4　旋轉肌群以及連結上臂與軀幹的肌肉

# 肩關節常見問題

　　盂肱關節可以做到各種繞圈的動作，例如用手臂做「風車」動作。能做到那麼大幅度的動作，是因為肩胛骨的動作能延伸到肋骨的後側。因此要讓肩關節達到最佳的功能，我們就必須考量肋骨的位置，因為肋骨可說是肩關節發揮作用的「舞台」。如果因為姿勢不良或受傷而導致肋骨位置不佳，身體的其他部位就有可能產生代償。

　　關於肩關節常見問題，你可能聽過夾擠症候群或冰凍肩等非特定術語。可是近幾年來，我們越理解肩關節常見症狀背後的機制，相關的診斷就變得越模糊。其實這個現象表示我們對肩關節問題的瞭解已經更上一層樓，也就是身體組織的問題常常會一起出現。我們很難將肩關節疼痛歸咎於某一個特定結構出現問題，甚至也沒有能夠偵測疼痛部位的掃描技術。不過，對於專業的醫療從業人員來說，肩關節問題倒還算容易解釋，畢竟只要觀察疼痛的部位以及動作型態，大概就能找到問題的根源。

　　以下將探討肩關節常見問題的重要特色。

## 肩峰下夾擠

　　肩峰下夾擠有時候也稱為夾擠症候群、旋轉肌群病變、甚至旋轉肌群肌腱病變等等。一般認為肩峰下夾擠的原因，是肩峰骨架下方的軟組織受到擠壓，因此得名（圖 5.5）。旋轉肌群出現問題，可能導致肱骨頂部的控制力下降，進而造成肩峰下夾擠。

　　肩峰下夾擠在臨床與文獻中都越來越常見，因為夾擠的狀況很難透過超音波等掃描工具發現，也因為我們無法確定是哪一個特定部

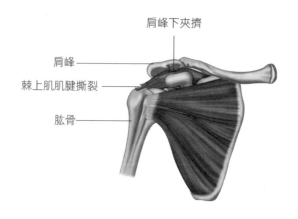

肩峰下夾擠

肩峰

棘上肌肌腱撕裂

肱骨

▲圖 5.5　肩峰下夾擠

位出了問題。「夾擠」的罪魁禍首除了可能是旋轉肌群肌腱以外，也可能是肱二頭肌長頭或關節滑囊。滑囊如果變厚，旋轉肌群肌腱和肩關節韌帶的可動空間就會更少，如果再加上姿勢不良，就必然會造成疼痛。有些研究指出，肩峰下夾擠是最常見的肩關節疼痛原因。

　　旋轉肌群肌腱病變也是一個相當值得探討的概念。一般認為旋轉肌群肌腱病變的原因是「過度使用」造成的肌腱功能失調，但這個說法最近受到一些挑戰。有些證據指出，肌腱病變的原因很多，其中一個原因很可能是低度使用造成的受傷。也就是說，讓肌腱適度承受負荷，並用有控制的方法執行徒手訓練，可能可以提升肌腱韌性並改善疼痛。

　　旋轉肌群肌腱常會出現細微損傷，但是只需要阻力訓練與調整肩關節活動模式等簡單的物理治療手段，就可以有效改善這些損傷。注射類固醇可能也會有效，但一般認為可能會讓受損的關節變得更加脆弱，增加肌腱進一步損傷的機率。如果不確定怎麼處理，建議尋求專業的醫療協助。

**KEY EXERCISE 5.1**　　**肩胛撐體** LEVEL 3

目標部位：肩胛骨周遭肌肉　　　｜　　次　　數：10 次
組　　數：3 組　　　　　　　　｜　　休　　息：30 至 45 秒

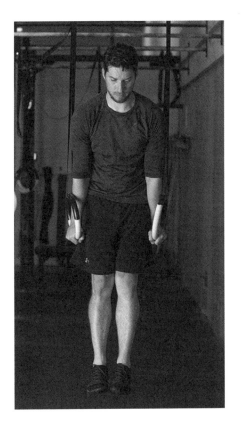
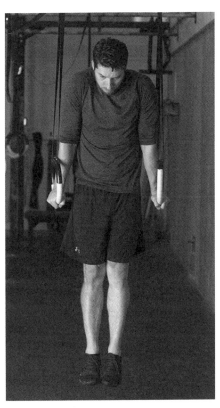

　　這個動作可以啟動肩胛骨周遭的肌肉，起始位置和肱三頭肌撐體一樣，但肘關節要保持不動。對於不習慣用雙手支撐全部自身體重的人來說，肩胛撐體是一個很棒的動作。要執行這個動作，你需要使用雙槓或其他類似器材。如果你廚房的工作檯剛好有形成夾角，你也許就能在工作檯上做這個動作。

**步驟**

1. 雙手手掌相對握住雙槓，把身體撐起來，並讓手肘打直。
2. 手肘打直的情況下，盡可能將肩胛往下收緊、遠離耳朵，來到本動作的起始位置。
3. 不彎曲手肘的情況下，將身體往下降，讓耳朵去找肩膀。
4. 往上推回起始位置，這樣算是完成一次動作。

**Point**：肩胛撐體的困難不在於力量需求，而是難在很多人無法維持手肘打直。請盡量想像把肩膀與其他部位分離，並讓手肘打直以避免肌肉張力過高。另外也建議透過鏡子觀察自己的動作，或請訓練夥伴幫忙。


## 旋轉肌群傷害

　　大部分與旋轉肌群傷害相關的議題，在肩峰下夾擠的部分都已經討論過。旋轉肌群肌腱的損傷通常都相當細微，或是只影響肌腱的某些部位而已。無論是否注射類固醇，相關傷害的復健通常都會以動作控制為主，這時候徒手訓練復健計畫就能帶來非常好的恢復效果。但是如果是較為嚴重的傷害或老化，可能就需要專業醫療人員的協助。如果經醫療人員診斷後，發現可能是較嚴重的損傷，就必須執行肩關節掃瞄檢查。不過這時候也不一定要動手術，也許可以在身體允許的情況下，用循序漸進的徒手訓練動作來復健。

**KEY EXERCISE 5.2** 　**青蛙姿** LEVEL 3

目標部位：肩胛骨周遭肌肉　　　　持續時間：在正確位置持續
組　　數：3 組　　　　　　　　　　　　　　　10 至 20 秒
　　　　　　　　　　　　　　　　休　　息：30 至 45 秒

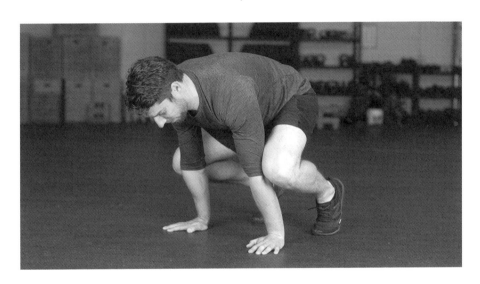

　　這是一個靜態的肌力動作，在瑜伽和體操中常常出現，也稱為大象站姿或烏鴉式，可以提升上肢的肌力，尤其是肩關節、前臂、手掌等部位的肌力。手掌貼地撐體也有平衡的成分，所以在執行動作時，請確保周遭沒有其他物品。我們建議在瑜伽墊上執行動作，以避免跌倒受傷。

**步驟**

1. 雙手與肩同寬，蹲下來讓手掌著地，並將手指撐開以維持平衡。
2. 膝蓋放在手肘外側，讓手臂承擔一些體重。

3. 身體往前傾，把更多重量交給手臂，手肘可視情況彎曲。如果你覺得手臂無法承受更多身體重量，就先停留在這個姿勢。過幾週你越來越強壯以後，就可以進階到以下第 4 和第 5 兩個步驟的動作。

4. 身體繼續前傾，雙腳只有腳尖留在地上，此時你的上半身會承受大部分的體重。試著把雙腳稍微抬起來，只讓雙手接觸地面。

5. 盡可能維持這個姿勢，只用手掌和前臂的肌肉控制平衡，並全程收緊肩胛遠離耳朵。

**Point：** 手掌貼地撐體對肌力的需求並沒有非常高，但多數人的腕關節活動度與平衡感不夠，很難順利完成這個動作。我們將在第七章探討提升手腕肌力的動作。至於平衡感，只有透過練習才有辦法改善，所以建議把這個動作加入平常的訓練課表，相信很快就會有進步。

## 五十肩（冰凍肩）

「冰凍肩」常用來指稱任何原因的肩關節緊繃或疼痛，不過這個詞在臨床上受到不少批評，因為無法充分描述肩關節的狀況。五十肩的正式名稱為「沾黏性肩關節囊炎」，顧名思義，患者肩關節周遭的關節囊已經緊繃甚至萎縮。五十肩對肩關節活動度會有很大的影響，就像穿著很緊且縮水的毛衣時會大幅限制手臂活動一樣。

一般認為冰凍肩有兩種，一種沒有明顯原因（原發性），另一種則是因為受傷或肩關節長時間不活動（續發性）。冰凍肩大致會有疼痛期、冰凍期、解凍期三個階段。疼痛期時疼痛與僵硬感會越來

　　明顯，並開始影響睡眠與日常生活；冰凍期時症狀會逐漸減緩，你也會越來越習慣身體受限的感覺；解凍期時肩關節的活動度會漸漸改善，疼痛也會慢慢消失。針對冰凍肩恢復速度的研究結果眾說紛紜，但多數冰凍肩患者大概在 1 至 3 年就能幾乎完全恢復。

　　針對冰凍肩進行復健時，建議小心謹慎。症狀初期可能無法透過運動來改善，運動時甚至會有相當明顯的疼痛感。本書提到的徒手訓練動作，建議在症狀後期再執行，但前提是肩關節的活動度足夠。如果狀況有好轉，我們才能執行更進階的訓練動作。

### KEY EXERCISE 5.3　胸部伸展 LEVEL 1

目標部位：肩關節與胸肌 ｜ 持續時間：維持 15 秒
組　　數：3 組 ｜ 休　　息：10 秒

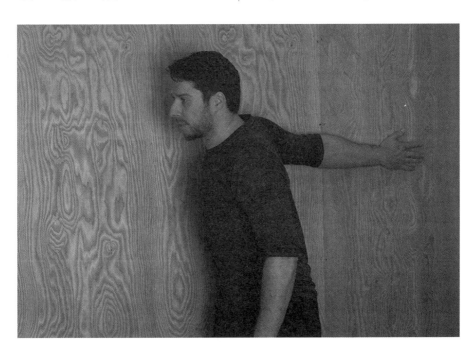

胸肌對於肩關節活動度有很大的影響，尤其是將手臂高舉過頭、以及將手臂水平伸直往背部方向移動的時候。緊繃的胸肌可能造成圓肩，因此如果要維持肩關節正常功能並避免傷害，就要確保肩關節移動時不受到胸肌緊繃的影響。

**步驟**

1. 將手掌抵住堅固的物體，例如牆壁或門框，並確定手掌與肩膀同高。
2. 手肘打直，把身體往反方向扭轉，把胸口打開。
3. 持續扭轉身體，感受到胸肌伸展，並在這個姿勢維持 15 秒，結束後換邊。

**Point：**和多數伸展動作一樣，做胸部伸展時也會遇到活動度不足的問題，而如果你的肩關節比較僵硬，或肌肉長時間處在收縮的狀態，這個問題可能會需要花費較多功夫來處理。如果你有類似情況，伸展對你來說還有另外一層意義，就是當作暖身動作來維持活動度。至於改善情況需要花多少時間，則取決於年齡、訓練程度、以及你一開始的活動度等因素。

## 肩鎖關節問題

肩鎖關節是在鎖骨外緣與肩胛骨肩峰之間的小關節，如果出現問題可能會帶來不適感，甚至會影響身體功能。肩鎖關節問題的原因可能是受傷，例如跌倒時用手掌撐地，或是肩關節受到直接撞擊等等。類似的傷害可以分為三級，從第一級的輕微拉傷，到第三級的關節斷裂或脫臼。第三級傷害相當嚴重，但比較不常見；而第一級和第二級的傷害，可以透過徒手訓練動作，來加強肩胛與肩關節的穩定與

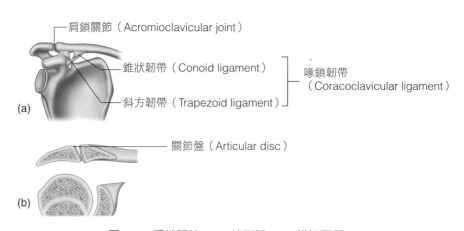

▲圖 5.6　肩鎖關節。(a) 前側觀；(b) 橫切面觀

控制，達到控制傷害的效果。

　　在老化的過程中，肩鎖關節可能會受到退化性骨關節炎的影響，造成關節腔的空間變小、關節功能退化。這種狀況特別好發於關節使用較頻繁，或曾經受傷的人。關節退化也可能會影響肩峰下關節腔，因此造成肩峰下疼痛的狀況（詳見先前的討論）。透過徒手訓練動作來活化關節可能會有幫助，但如果有疑問，建議尋求專業的醫療協助。

**KEY EXERCISE 5.4**　**彈力帶繞肩** LEVEL 2

| 目標部位：肩關節與胸肌 | 次　數：10 次 |
|---|---|
| 組　數：3 組 | 休　息：20 秒 |

　　彈力帶繞肩是三個肩關節活動度訓練動作的第一個，這個動作看起來會很痛，卻是提升肩關節活動度的絕佳動作。

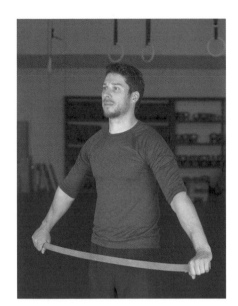
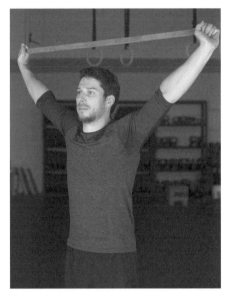

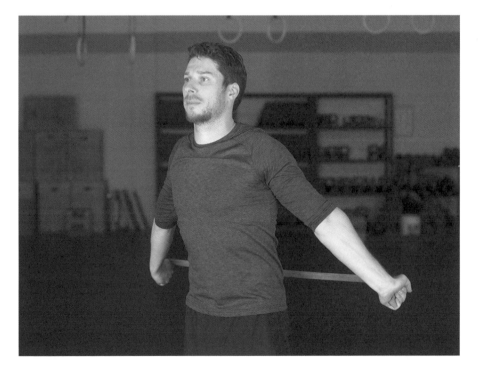

這個動作需要使用彈力帶作為阻力，讓你可以根據肩關節的活動度來調整彈力帶的寬窄，藉此改變動作難度。任何彈力帶都可以使用，而且大部分的健身房都有彈力帶，你也可以在網路上或運動用品店買到便宜的彈力帶。

**步驟**

1. 雙手伸直穩穩抓住彈力帶，讓彈力帶擺放在骨盆的位置。
2. 雙手的寬度會決定動作的難度：手握得越寬，動作就越簡單；手握得越窄，動作就越難。如果有必要，也可以將彈力帶拉長來做動作。
3. 手肘打直、手臂往外用力撐開彈力帶，將彈力帶高舉過頭，如果感到肩關節緊繃，就可以把手握寬一些來降低壓力。
4. 讓雙手持續往後繞，直到彈力帶碰到下背部，並全程將手肘打直。
5. 依循同樣的路徑回到起始位置，這樣算是一次動作。

**Point：**第一階段的彈力帶動作非常有用，因為如果感到困難，可以將雙手握寬一些，反之則可以將雙手握窄。握得越窄，彈力帶產生的阻力就會越強，繞肩時就會有更大的挑戰。

**重點整理**

　　只要經過專業醫療許可，就可以開始執行復健計畫，來達到預期的恢復效果。好消息是，肩關節的問題都沒有很明確的單一成因，所以你不需要特別將某個肌肉孤立出來訓練，而是可以盡量選擇功能性較強、容易執行、無痛，而且有趣的動作。以下我們將提供些許建議的徒手訓練動作，幫助你預防肩關節傷害，並提升傷後恢復的速度。

## 改善肩關節功能的徒手訓練動作

你對肩關節的構造以及常見問題已有一定的理解，現在讓我們探討預防與復健的徒手訓練動作。

整體來說，接下來列出的動作會以難度來排序，從簡單的一路介紹到困難的。有些動作比較類似，例如肩胛引體向上以及單手肩胛引體向上，你可以把它們視為進退階動作。

所謂動作難度，主要的差別是在肌力與活動度的需求。在達到自己的復健與傷害預防目標時，可以依據個人能力選擇適合的動作。

**EXERCISE 5.5** | **肩關節伸展** LEVEL 1

| | |
|---|---|
| 目標部位：肩關節、胸肌、<br>　　　　　與背肌 | 持續時間：維持 15 秒 |
| 組　　數：3 組 | 休　　息：10 秒 |

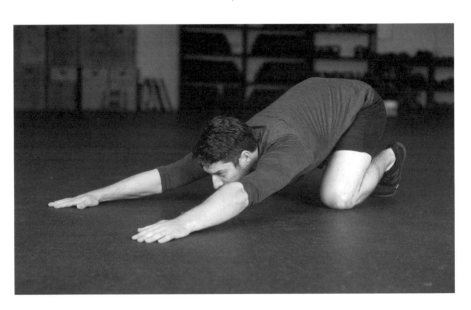

　　順利將雙手高舉過頭的能力，是肩關節活動度的絕佳指標。如果肩關節比較緊繃，這個動作可能就會有點困難，甚至可能是肩峰下夾擠的前置因子。肩關節伸展能有效提升肩關節活動度。

**步驟**

1. 雙膝跪地，將雙手手掌貼在前方地板上。
2. 將臀部向後推，讓胸部貼往地板，並持續將肩關節與胸部往下推，來增加伸展的感覺。維持 15 秒後再休息。

**Point**：如果胸部能夠碰到地板，就可以將雙手墊高，例如放在階梯或跳箱等較高的平面上，讓肩關節得到更多伸展。

**EXERCISE 5.6**　　**旋轉肌群伸展** LEVEL 1

目標部位：旋轉肌群　　　　次　　數：維持 10 秒
組　　數：3 組　　　　　　休　　息：10 秒

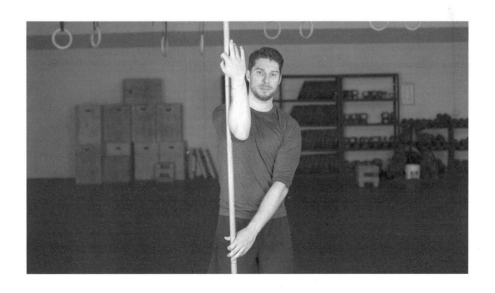

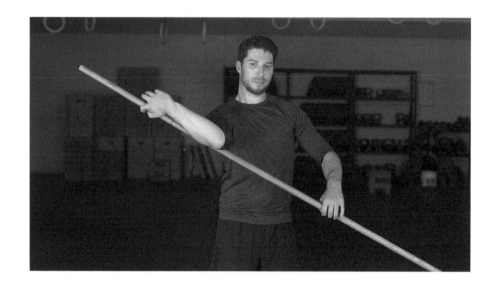

　　旋轉肌群是相當容易受傷的結構。伸展這些肌肉很困難,但對傷害預防與復健相當有效。這個伸展動作也對僵硬的肩膀(甚至冰凍肩)很有幫助,但請不要太勉強。你需要一根棒子來做這個伸展,最好是使用技術槓鈴或掃帚的握把。

**步驟**

1. 一隻手彎曲抓住棒子,讓棒子抵住上臂的外側。
2. 另一隻手抓住棒子的尾端,將棒子拉往天花板的方向,這時候會明顯感到肩關節伸展。維持 10 秒後換手。

**Point:** 剛開始做這個動作時,可能會感覺怪怪的。你的姿勢可能會讓旋轉肌群的肌肉張力稍微失衡,有時候一個不小心很可能伸展過度,所以建議循序漸進,慢慢增加伸展的幅度。

## EXERCISE 5.7    肩胛滾筒放鬆 LEVEL 1

目標部位：肩胛骨附近的肌肉    持續時間：10 秒
組　　數：3 組    休　　息：30 至 45 秒

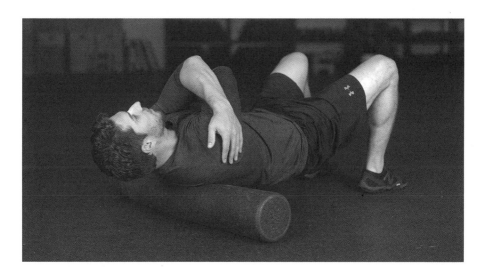

　　肩胛滾筒放鬆針對的是肩胛骨附近的肌肉，對肩關節的健康相當有益。這個動作的原理和所有滾筒放鬆動作一樣，都是要鬆動軟組織，並讓痠痛和糾結的組織維持張力。我們在器材的章節討論過，滾筒的硬度會決定做動作時的疼痛程度。建議先從較軟的滾筒開始，目標部位越來越強韌以後，再慢慢換成較硬的滾筒。

步驟

1. 身體躺下，讓上背部壓在滾筒上，雙腳踩穩地板，並將臀部往上推高。
2. 雙手環抱胸口來伸展背部肌肉，這樣會更容易找到目標部位。
3. 慢慢前後滾動目標肌群，持續 10 秒後休息一下。

EXERCISE 5.8　**靜態懸吊** LEVEL 2

目標部位：肩關節、胸肌、
　　　　　背肌
組　　數：3 組

持續時間：維持 20 秒
休　　息：30 至 45 秒

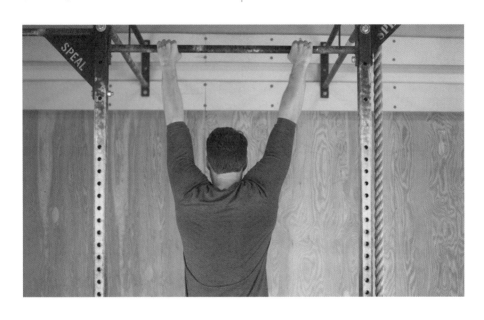

　　顧名思義，這個動作就是懸吊在單槓上來啟動旋轉肌群，以及伸展胸肌、背肌這些拉動肩關節的肌肉。靜態懸吊對手掌、手腕、前臂、手肘的需求很高，因此也是很棒的體能訓練動作。我們執行靜態懸吊是為了加強肩關節的牽引力，提升旋轉肌群的支撐功能。要達到最好的效果，做動作時就要將肩關節維持在正確的位置。

**步驟**

1. 雙手正握單槓，手指滿握。
2. 維持手臂伸直，放鬆全身，並將肩膀往下壓，遠離耳朵。
3. 維持 20 秒後休息。

**Point：**這種靜態懸吊和標準版本不一樣，因為現在的目標是啟動肩關節周遭肌肉，並將肩胛調整到正確的位置。這兩步是肩胛引體向上的基礎，因為該動作要用肩胛來把身體往上「拉」，來提升肩胛的功能，並減少受傷的機率。請用力避免彎曲手肘，才有助於啟動正確的肌群。

**EXERCISE 5.9**　　**肩胛引體向上** LEVEL 2

目標部位：肩胛骨周遭的肌肉　　次　　數：10 次
組　　數：3 組　　　　　　　　休　　息：30 至 45 秒

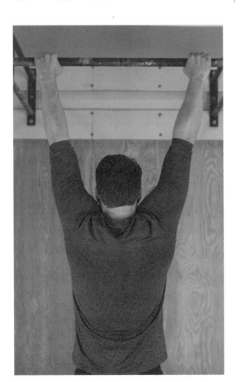
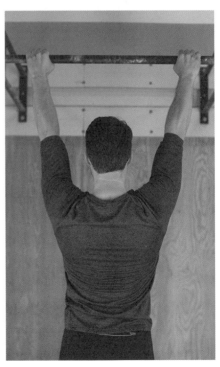

　　肩胛引體向上的基礎是靜態懸吊（動作 5.8），如果正確操作，可以有效提升肩關節周遭肌肉的功能。這個動作有幾個階段，訓練者可依據自身能力來調整。我們會先從正常版本開始探討。

**步驟**

1. 雙手與肩同寬正握單槓。
2. 懸吊時將手肘打直，並盡量讓肩膀往耳朵的方向抬高，來到起始位置。
3. 用背部和肩關節周遭的肌肉，把肩膀拉離耳朵，直到無法再繼續為止，並在這個位置維持幾秒。
4. 讓身體慢慢下降回到起始位置，這樣算一次動作。

**Point：**如果你從來沒做過這個動作，一不小心就會在動作過程中彎曲手肘，這樣一來就會變成一般的引體向上，導致無法啟動目標肌群。請保持手肘放鬆伸直，專心把肩膀往下拉，盡可能遠離耳朵。

**EXERCISE 5.10** **肩胛伏地挺身** LEVEL 1

目標部位：肩旋轉肌群、肩
　　　　　胛骨周遭的肌肉
組　　數：3組

次　　數：10次
休　　息：30至45秒

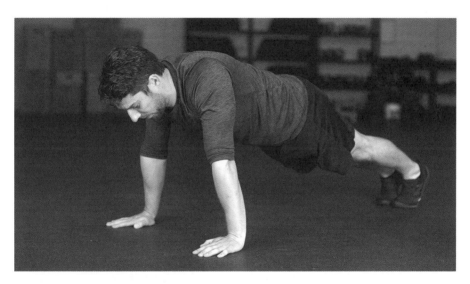

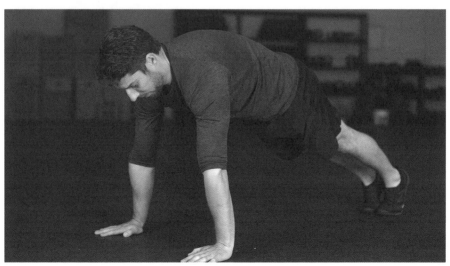

　　肩胛伏地挺身是強化肩胛的四大動作之一，其他三個分別是靜態懸吊、肩胛撐體、肩胛引體向上。肩胛伏地挺身是強化肩關節負重功能的優質入門動作，讓我們更知道如何啟動肩胛骨周遭的肌肉，為之後更進階的動作鋪路。本動作的目的並非訓練一般伏地挺身中所使用的肌群（例如胸肌、肱三頭肌、三角肌），而是訓練輔助肩關節功能的肌群。

**步驟**

1. 先來到一般伏地挺身的姿勢，雙手與肩同寬、手掌平貼地面、雙腳打直並將重量放在腳尖。保持脊椎中立位置，維持核心穩定。
2. 將肩胛骨外展，讓脊椎往上移動，並維持手肘打直，來到起始位置。
3. 讓脊椎慢慢往下移動，此時胸部會往地板的方向移動、肩胛骨也會越來越靠近。動作過程中要維持手肘打直，並盡可能維持軀幹穩定。
4. 再次將肩胛骨外展，回到起始位置，這樣算一次動作。做到預設的次數後再休息。

**Point：**肩胛伏地挺身（與其他肩胛相關動作）最困難的地方，就是肘關節的控制。動作全程都要維持手肘打直，才能加強肩關節周遭肌群的訓練。如果一開始覺得很困難，可以先把動作幅度縮小，專注在脊椎上下移動，再慢慢增加動作幅度。

**EXERCISE 5.11**   **棍棒繞肩** LEVEL 2

目標部位：肩關節                    次　　數：10 次
組　　數：1 組

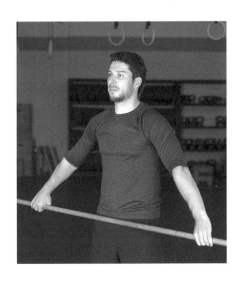 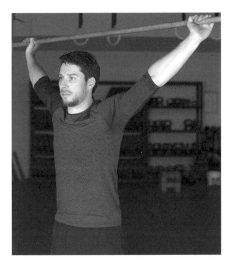

　　彈力帶繞肩（動作 5.4）做起來變簡單以後，就可以進階到棍棒
繞肩。本動作不使用彈力帶，而是使用長直棍棒，表示雙手寬度會全
程保持相同。建議使用較輕的長直棍棒，例如掃帚握把或技術槓鈴，
不需要額外增加負荷。

步驟

1. 雙手抓住棍棒，將棍棒放置在骨盆前方。雙手手肘打直，雙
   手握緊棍棒，建議先從較寬的握距開始。
2. 將棍棒高舉過頭，並維持手肘打直、雙手握距不變。如果無
   法將棍棒高舉過頭，就讓雙手握寬一些。也許會需要多試幾
   次，才能找到正確的握距。

3. 如果可以，就讓槓鈴一路碰到下背部，並記得把手肘打直。

4. 倒轉動作回到起始位置，這樣算一下動作。

**Point：**這個動作最大的障礙，通常是握距太窄，因此建議先從較寬的握距開始。本動作的訓練目標是在維持動作正確的情況下，漸漸縮小握距。

### EXERCISE 5.12 單手靜態懸吊 LEVEL 3

| | |
|---|---|
| 目標部位：肩胛骨周遭的旋轉肌群 | 持續時間：盡量拉長 |
| 組　　數：5 組 | 休　　息：30 至 45 秒 |

　　單手靜態懸吊的基礎是靜態懸吊（動作 5.8），是使用單手的進階版本。這個動作更困難，不只是因為手臂會承受更多體重，更重要的是你必須用力避免身體旋轉。對許多人來說，單手懸吊的難度可能相當高，即使擁有不錯的肌力基礎也一樣。只有透過不斷練習，才能讓單手握槓變得更輕鬆。

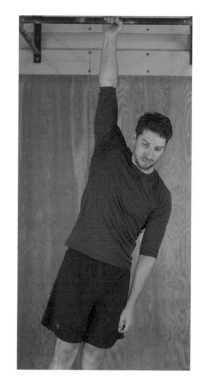

**步驟**

1. 單手正手握住單槓。

2. 手臂打直，保持身體放鬆。可以讓另一隻手臂放在胸口，避免身體旋轉或擺盪。接著將握住單槓那隻手的肩胛往下拉，和先前提過的技巧一樣。

3. 將肩膀往下拉離耳朵，並維持手肘打直。

4. 盡可能維持這個姿勢，真的受不了再休息。為了確保兩邊肩關節平衡訓練，一隻手做完後可以換手。

**Point：**很多人可能會覺得這個動作很難，但只要透過練習，多數人都能做到這個動作。在執行單手靜態懸吊之前，建議多花點時間練習一般的雙手靜態懸吊。你的體重和體能狀況會決定這個動作的難度，但就算體重較輕，一開始也有可能會覺得很困難。循序漸進，並定期測試自己的進步，相信你很快就能做到單手靜態懸吊。

**EXERCISE 5.13** **單手肩胛引體向上** LEVEL 3

| | |
|---|---|
| 目標部位：旋轉肌群、肩胛周遭肌群 | 次　　數：5次 |
| 組　　數：3組 | 休　　息：30至45秒 |

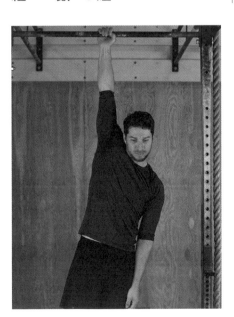
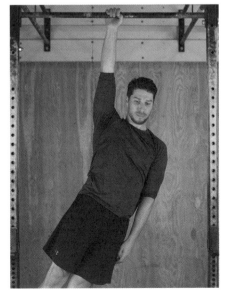

單手肩胛引體向上的基礎是單手靜態懸吊（動作 5.12）。在這個動作中，我們會使用肩關節與上背部的肌肉，讓身體上下移動數次，目的是啟動肩胛與強化周遭肌群。

**步驟**

1. 單手正握單槓。
2. 手肘打直，讓肩膀往耳朵的方向拉高，來到起始位置。
3. 用肩關節與背部的肌肉把肩膀往下拉離耳朵，到了無法再把自己往上拉的時候，維持這個姿勢一秒。
4. 讓身體緩慢下降，回到起始位置，這樣算一次動作。

**Point：**這個動作本身就不簡單，而且在單手握住單槓時，要避免身體旋轉也相當困難。要改善這個問題，你可以在單槓上掛一條毛巾或繩子，並用另一隻手抓住。這樣就可以避免身體旋轉，只是要確保做動作時只能用抓住單槓那隻手來拉動身體。單手懸吊的時間可能也會相當有限，而最好的補強辦法就是多練懸吊，單手和雙手都要。假以時日，你就能夠順利執行這個動作。

## 肩關節的目標動作

以上各動作的主要目的都是提升關節活動範圍、活動度、穩定性和肌力，讓肩關節更強韌、更不容易受傷。執行這些動作的時候，你會發現全身很多部位都在用力，讓你得到更全面、功能性更強的訓練。接下來我們會討論一些你應該要達到的目標動作，來檢測自己的身體功能和肌力是否合格。這些動作既是測驗標準，本身也都是很好的訓練動作。

**GOAL EXERCISE 5.14**　**德式懸吊** LEVEL 3

目標部位：肩關節
組　　數：3 組

持續時間：維持 15 秒
休　　息：30 秒

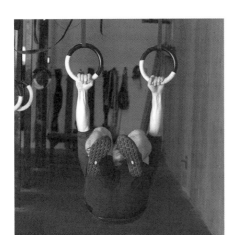
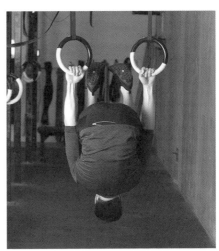

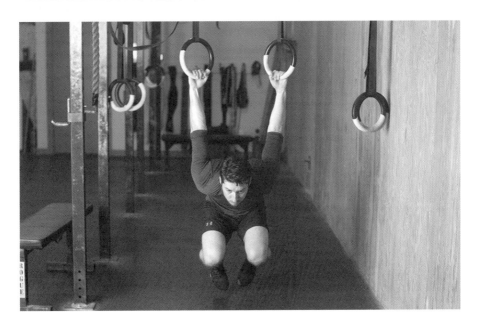

　　這個動作來自體操運動，可以提升肩關節的肌力與活動度，對於預防肩關節傷害相當有幫助。德式懸吊可以在單槓上或體操吊環上執行，我們建議使用體操吊環，畢竟單槓的高度通常都比人的身高還要高，如果摔下來會很危險；而體操吊環則可以降到腰部的高度，讓這個動作變得更安全、更容易。

**步驟**

1. 雙手正握單槓或體操吊環。
2. 雙手手臂打直，並盡量讓膝蓋靠近胸口。靠得越近，接下來的旋轉動作就更簡單。
3. 盡可能把吊環往下拉，目標是讓雙腿穿過雙手之間的空隙。
4. 繼續旋轉，讓雙腿超過手臂，接著讓雙腳伸直放鬆指向地面。這時候你應該可以看到地板，而雙手手臂還是要維持打直。
5. 盡量維持這個姿勢，目標是 15 至 20 秒。覺得快不行的時候，就將雙手放開，讓雙腳踩回地面。

**Point：**德式懸吊最困難的地方，就是要頭下腳上，對身心都是不小的挑戰。心理的害怕只需要時間和信心就能克服，但身體的挑戰就是另一回事。如果你覺得讓身體旋轉過去很困難，可以試著把雙腳再貼近胸口一些，並讓膝蓋彎曲更多，這樣就能讓你的體重更加集中，旋轉會變得更容易。德式懸吊不簡單，屬於較為進階的徒手訓練動作。

## GOAL EXERCISE 5.15　伏地挺身 LEVEL 1

目標部位：肱三頭肌、三角肌、 胸肌

組　　數：3組

次　　數：10至20次

休　　息：30至45秒

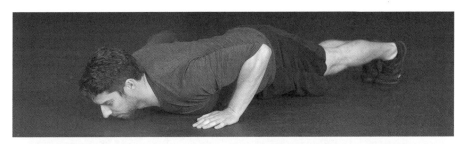

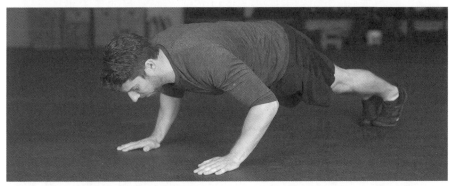

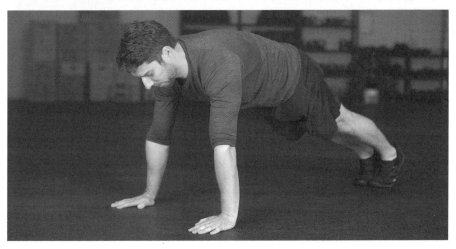

伏地挺身是相當普遍且基本的徒手訓練動作，無論是軍隊、學校體育課、居家訓練者，任何希望提升上肢肌力的人都會做伏地挺身。伏地挺身屬於推系列的動作，因為手臂在動作過程中會遠離身體。

**步驟**

1. 雙手與肩同寬平貼地板，雙腳往後延伸。
2. 腳趾踩住地板，讓肩膀、臀部、腳踝呈一直線，並維持核心穩定與中立脊椎。
3. 手肘彎曲讓胸口往下貼近地板，並避免讓臀部低於肩膀。同時也要讓頸部保持中立放鬆的位置，避免頭部往下垂。
4. 胸口碰到地面時暫停一秒，再把身體往上推，直到手肘打直，這樣算一次動作。

**Point：**和所有用雙手支撐體重的動作一樣，如果要降低伏地挺身的難度，就將雙手放的位置墊高。我們在器材的章節（第三章）提過的階梯，就非常適合用來調整伏地挺身的難度。雙手的位置越高，動作就越簡單，反之則越困難。如果無法順利完成伏地挺身，可以先將雙手放在與腰部同高的位置。越來越強壯以後，可以漸漸降低高度，總有一天可以在地板上完成動作。

GOAL EXERCISE 5.16　　**雙槓下推** LEVEL 2

目標部位：肱三頭肌、三角
　　　　　肌、胸肌
組　　數：3組

次　　數：5至10下
休　　息：45至60秒

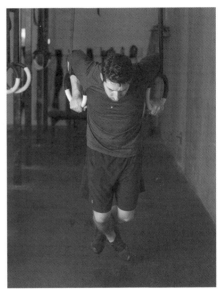

　　雙槓下推是本部分第二個推系列動作，但比伏地挺身困難，主要是因為全身的體重都由上肢承擔。雙槓下推常被稱為上肢版本的深蹲，這個稱號可說是名符其實，因為雙槓下推可以訓練上肢幾乎所有肌群的肌力，包括胸肌、肱三頭肌和肩關節附近的肌肉，都在這個動作扮演相當重要的角色。

步驟

1. 雙手手掌相對，支撐在雙槓上。
2. 將雙手手肘推直，或先跳起來再把自己「接」在手肘伸直的位置。

3. 雙手往下推，並把軀幹拉高，讓耳朵遠離肩膀（就像動作 5.1 肩胛撐體一樣），來到起始位置。

4. 彎曲手肘讓身體往地板的方向移動。如有必要，可以讓肩膀往前一些；如果雙腳會碰到地板的話，就把腳彎起來。

5. 持續彎曲手肘，達到動作範圍的極限時停留一秒，再伸直手肘推回起始位置，這樣算一次動作。

**Point：**對初學者來說，雙槓下推是一個很困難的動作，但有幾個辦法可以降低動作難度，其中一個是專注訓練這個動作的離心階段，也就是讓身體以有控制的方式慢慢往下移動。具體方法是先來到起始位置，接著盡可能讓身體以最慢的速度往地板移動，達到動作範圍極限時就把雙手放掉，這樣算一次動作。這個方法提升肌力的效果，會比只做一半的動作範圍還要好得多。越來越強壯以後，你就可以把自己從底部推起來。

---

**GOAL EXERCISE 5.17** **引體向上** LEVEL 2

| 目標部位：肱二頭肌、 闊背肌 | 次　數：5 至 10 下 |
|---|---|
| 組　數：3 組 | 休　息：30 至 45 秒 |

引體向上是徒手訓練動作之王，而且一直都是軍警人員等體能相關職業的肌力指標。對體操、美式足球、曲棍球選手等運動員來說，引體向上是上肢訓練的基礎。引體向上和反手引體向上最大的差別，在於雙手握住單槓的方式不同。做反手引體向上的時候，雙手手掌會朝向自己，這種方法的握力比較強；而引體向上則是以正手握槓，所以雙手的握距會更寬、胸口會打得更開、對上背部肌力的需求

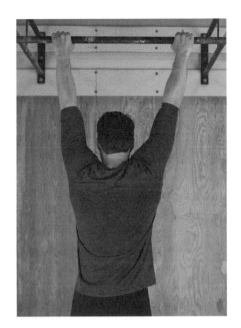
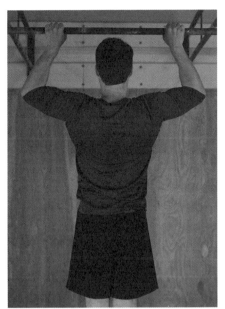
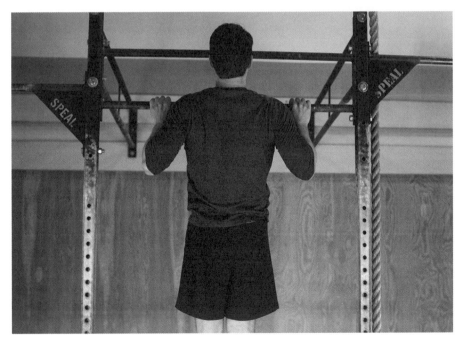

更大。因此，雖然引體向上比反手引體向上困難，但對上肢肌力的好處比較多。

**步驟**

1. 雙手正手握住單槓，握距通常會比肩膀略寬，或握在任何覺得舒服的位置即可。
2. 懸吊時將雙腿伸直，讓肩膀往耳朵的方向靠近，來到起始位置。
3. 在起始位置啟動肩胛骨周遭的肌肉（就像動作 5.9 肩胛引體向上一樣），把肩膀拉離耳朵的方向，同時保持手肘打直。
4. 用手臂和背部的力量把自己往上拉，這時候手肘會彎曲，動作過程中可以盡量讓手肘往外展。
5. 往上拉到下巴超過單槓的高度或胸口碰到單槓，停留一秒後再以有控制的方式回到起始位置。

**Point**：許多人即使訓練了很多年，卻可能因為各種因素，連一下標準的引體向上都沒做過。首先，來到起始位置時必須將手臂打直。如果在起始位置彎曲雙手固然會讓動作變簡單，但就無法讓整個動作範圍的肌力提升。如果無法完成一下標準的引體向上，最好的辦法是先專注訓練離心階段，這時候起始位置和最後的位置會和標準的引體向上相反。先站在單槓下方的平台上，手肘彎曲握住單槓後往上跳，同時用力把身體往上拉，讓下巴超過單槓。來到最高的位置後，慢慢將身體往下移動，手臂打直以後就讓雙手放開單槓，這樣算一次動作。越來越強壯以後，你就能夠進階從底部開始動作，總有一天可以完成標準的引體向上。

CHAPTER

6

肘關節

Build Your Own Bulletproof Body

# 肘關節簡介

肘關節和肩關節共同調控雙手的位置，讓我們得以正常執行雙手的功能。不過和肩關節不一樣的是，肘關節的結構相對單純，周遭最為人所知的肌肉就是肱二頭肌和肱三頭肌。肘關節也很容易因為運動中的動作失當而受傷，我們也將在本章探討網球肘與高爾夫球肘等傷害。

**KEY POINT** ////

肘關節和肩關節共同調控雙手的位置，讓我們得以正常執行雙手的功能。

# 肘關節構造

## 被動結構

嚴格來說，肘關節由兩個關節組成，分別是一個用來收縮與伸展的樞紐關節（所謂真正的肘關節）、一個負責旋轉動作的車軸關節（近端橈尺關節）。顧名思義，橈尺關節是由前臂兩條長骨組成，分別是橈骨以及尺骨。我們之所以能做翻轉手掌的動作，就是因為橈尺關節讓前臂的骨骼產生旋轉的動作。橈骨、尺骨、肱骨就是肘關節的主要組成，如圖 6.1 所示。

肘關節也是由一個包含關節滑液的關節囊環繞，和本書討論的其他可動關節一樣。肘關節的關節囊周圍有相當強韌的韌帶，但反覆投擲動作的壓力，很可能會讓這些韌帶過於緊繃，因而在成人身上造成類似「棒球肘」這種常見於青少年棒球選手的症狀。

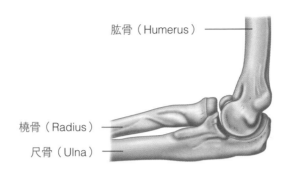

肱骨（Humerus）

橈骨（Radius）

尺骨（Ulna）

▲圖 6.1　右手肘關節的基礎構造：彎曲 90 度的內側視圖

## 主動結構

通過肘關節或對肘關節有所作用的肌肉其實不少（圖 6.2），這點可能讓許多人感到意外。準確來說，肘關節周圍總共有 13 條肌肉，但我們只會聚焦於其中幾條肌肉或肌群，特別是肱二頭肌、肱三頭肌、前臂屈肌、前臂伸肌。

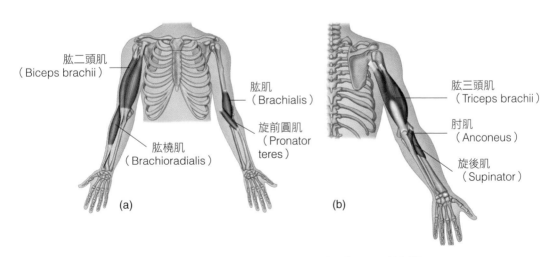

肱二頭肌
（Biceps brachii）

肱肌
（Brachialis）

旋前圓肌
（Pronator teres）

肱橈肌
（Brachioradialis）

肱三頭肌
（Triceps brachii）

肘肌
（Anconeus）

旋後肌
（Supinator）

(a)　　　(b)

▲圖 6.2　肘關節周遭肌肉：(a) 前側觀，(b) 後側觀

除了上述這些肌肉以外，當然還有其他肌肉對於手掌轉動或手肘伸屈有貢獻。這邊提出的肌肉之所以比較重要，是因為它們都橫跨兩個關節以上，所以拉傷的機率比較高。這些肌肉收縮時會拉動肌腱，讓兩端的骨骼更靠近彼此。在上述提到的肌肉中，肱二頭肌就是最好的例子。我們在第五章曾經討論過，肱二頭肌上端的肌腱橫跨肩關節，因此比較容易受傷；而手臂前側的肌肉也很容易因為大量壓力的累積而受傷；肘關節的肌腱收縮時會拉動橈骨，讓手掌往上轉。我們常常在健身房看到的肱二頭肌彎舉，都和以上的身體功能息息相關。

肱二頭肌的拮抗肌是肱三頭肌，總共有三條肌肉，在對側拉動肘關節，負責肘關節的伸展。除了肱二頭肌與肱三頭肌以外，肘關節下方還有一些互相拮抗的肌群。

這些肌群就是所謂的前臂屈肌與伸肌，分別起始於肘關節外側與內側骨頭突起的地方，如圖 6.3 所示。這些肌肉橫跨肘關節與腕關節，受到的壓力會比較多，因此比較容易受傷。例如抓握或翻轉手腕等重複性的動作，很可能會造成常見的網球肘或高爾夫球肘等症狀，我們稍後會詳細討論。

執行日常生活的動作時，上述肌肉會對關節產生作用，拉動前臂，讓手可以自由揮動（沒有將手掌固定，例如肱二頭肌彎舉或寫字等動作）。但在執行本書第五、六、七等章的徒手訓練動作時，就會在手掌固定的情況下移動身體（例如伏地挺身或引體向上）。這些動作會讓腕關節、肘關節、肩關節負重，因此需要這些關節產生穩定性，訓練相關肌群的穩定與控制能力。隨著阻力漸增，例如執行進階的徒手訓練動作時，這些動作可以訓練出相當可觀的肌力。

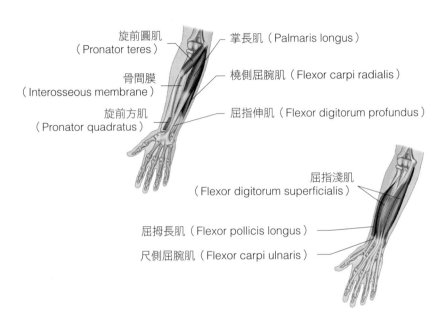

旋前圓肌（Pronator teres）

骨間膜（Interosseous membrane）

旋前方肌（Pronator quadratus）

掌長肌（Palmaris longus）

橈側屈腕肌（Flexor carpi radialis）

屈指伸肌（Flexor digitorum profundus）

屈指淺肌（Flexor digitorum superficialis）

屈拇長肌（Flexor pollicis longus）

尺側屈腕肌（Flexor carpi ulnaris）

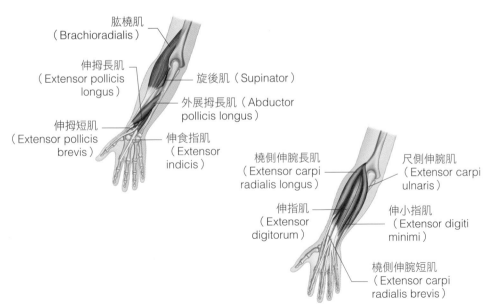

肱橈肌（Brachioradialis）

伸拇長肌（Extensor pollicis longus）

旋後肌（Supinator）

外展拇長肌（Abductor pollicis longus）

伸拇短肌（Extensor pollicis brevis）

伸食指肌（Extensor indicis）

橈側伸腕長肌（Extensor carpi radialis longus）

尺側伸腕肌（Extensor carpi ulnaris）

伸指肌（Extensor digitorum）

伸小指肌（Extensor digiti minimi）

橈側伸腕短肌（Extensor carpi radialis brevis）

▲ 圖 6.3　前臂伸肌與屈肌

無論是從孩童身體發展，或是演化的角度來看，人類始終都很習慣使用上臂來做推、拉、懸吊、擺盪，以及爬行等動作。

乍看之下，上一段可能會和本書的宗旨衝突。我們一直認為「功能性」的動作和活動對身體有益，可是為什麼那麼多人認為手臂負重具有功能性呢？在我們小時候動作發展階段，推、拉、懸吊、擺盪、爬行等動作都是相當常見的動作型態；在人類的演化過程中，我們的老祖宗也偶爾會用上肢來輔助走路和爬樹。我們當然不需要完全回到老祖宗的動作模式，但我們偶爾也需要喚醒心中的「老祖宗」或小孩。

接下來我們將討論一些常見的肘關節問題，再來探討哪些徒手訓練動作可以增加上肢的負荷以改善這些問題。

# 肘關節常見問題

## 網球肘

網球肘是最常見的肘關節問題之一，控制和改善的難度相當高（圖 6.4）。肘關節通常是慢性問題，也就是發現的時候，問題通常都已經持續六週以上，但一般人大多至少都要三個月以後，才會採取行動來處理問題。我們建議盡早開始處理，而負重訓練動作可能是最好的方法之一。如果不確定怎麼做，建議尋求專業的醫療協助。

網球肘的疼痛通常出現在肘關節外側，在骨頭突起部位的附近，因為這個地方是前臂許多肌肉的肌腱附著處。先前提過，前臂的伸腕

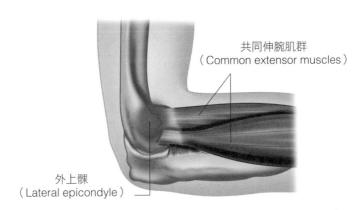

共同伸腕肌群
（Common extensor muscles）

外上髁
（Lateral epicondyle）

▲圖 6.4　網球肘

肌群連結到肘關節外側，所以大重量或反覆抓握的動作，會讓這個部位產生壓力。抓握的時候試著不要將手腕往後翻，你就會瞭解伸腕肌群和它們共同肌腱的重要性。如果對腕關節施予過多的伸展壓力，例如網球反拍或大力使用抹泥刀，網球肘的風險就會增加。

　　網球肘的好發年齡是 35 歲至 54 歲，最主要的原因是與工作相關的活動。網球肘不算是發炎，一般認為是肌腱病變，也就是肌腱的纖維經過某種程度的破壞或耗損。因此，如果要改善網球肘，就必須找出並調整會讓症狀惡化的動作。如果真的找不到造成問題的動作，我們建議提升自身的身體韌性，並透過負重訓練動作強化肘關節周遭肌群的功能。初學者建議從動作 6.1 開始。

**KEY EXERCISE 6.1**　反手推牆 LEVEL 2

目標部位：肘關節、前臂、
　　　　　胸肌、肩關節

組　　數：3 組

次　　數：5 至 20 下，依肌
　　　　　力水準而定

休　　息：30 秒

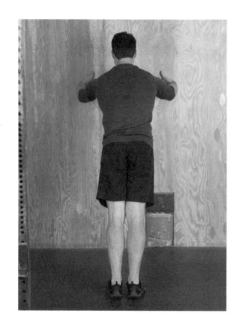
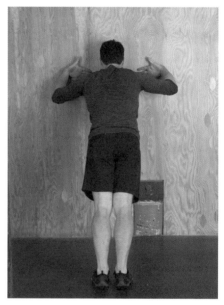

　　我們曾經提過，伸腕肌群對腕關節與肘關節都有作用，透過反手推牆，我們可以有效加強這兩個關節周遭肌群的功能，並逐步提升韌帶負重的能力。如果你有網球肘，做反手推牆時可能會不太舒服，所以建議循序漸進。如果你是網球肘的高風險族群，但目前並沒有疼痛的症狀，反手推牆可以降低疼痛的發生機率。

步驟

1. 站在一面實心牆前方，距離牆壁要夠遠，往前到手臂撐住牆壁的時候，不能將手肘往外展。接下來是比較困難的部分：手背貼牆，讓手指指向下方或指向另一隻手。調整身體前傾的角度，避免手腕和手掌因為壓力而感到不舒服。

2. 慢慢讓胸部貼近牆壁，允許手肘彎曲。在肌力允許的情況下，盡可能讓胸部貼近牆壁。在動作的底部停留一秒，再慢慢回到起始位置。動作全程要確保使用到伸腕肌群來控制手背推牆的動作。

3. 重複上述步驟。

**Point：** 這個動作的難度，可以透過與牆壁的站距、胸口貼近牆壁的程度來改變。動作過程中，要專注在腕關節與前臂肌肉的作用，不要只在乎胸部。如果你有網球肘，很可能需要持續執行這個動作數月的時間，才會發現身體有明顯的進步。請堅持下去！

**其他建議動作：** 動作 7.2（前臂與手腕伸展 2）、動作 7.4（反手伏地挺身支撐）、動作 7.8（跪姿反手手腕伏地挺身）。

## 高爾夫球肘

　　高爾夫球肘（圖6.5）的成因、過程與症狀都和網球肘相當類似。高爾夫球的普遍程度不如網球肘，但發生的時候也會帶來疼痛並影響身體功能。高爾夫球肘的患者會感到手肘內側骨頭突起的地方疼痛。摸起來可能沒什麼感覺，但在移動腕關節或肘關節時，疼痛很可能會變嚴重。另外，讓肘關節從靜止的狀態下產生動作，會感到僵硬與疼痛。

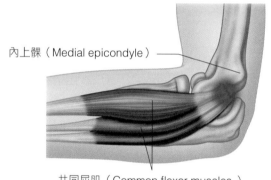

內上髁（Medial epicondyle）

共同屈肌（Common flexor muscles）

▲圖 6.5　高爾夫球肘。

　　和網球肘一樣，高爾夫球肘患者的屈腕肌群出現了問題。問題的開端通常是共同肌腱附著處，屈腕肌群的不當使用，造成屈肌肌腱的破壞與耗損。如果遇到這種情況，我們一樣建議找出讓問題惡化的動作，再視情況做出調整，另外也建議搭配長期的訓練，提升肌肉與肌腱承受負荷的能力，讓整體肌肉骨骼結構有時間適應循序漸進的壓力。如果有任何疑問，建議尋求專業的醫療協助。你覺得可以開始執行負重訓練時，可以從徒手訓練動作的王者開始，也就是動作6.2。

**KEY EXERCISE 6.2** **引體向上 / 靜態懸吊** LEVEL 2

目標部位：肘關節、前臂、
　　　　　 背肌

組　　數：3 組

次　　數：1 至 20，依肌力
　　　　　 水準而定

休　　息：45 至 60 秒

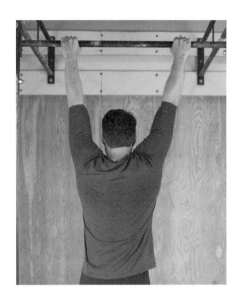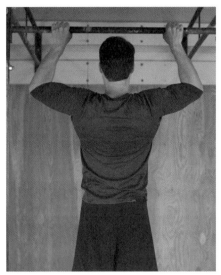

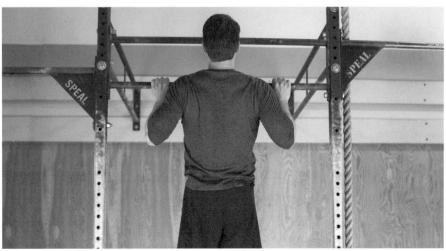

引體向上是很基本的徒手訓練動作，也是對抗高爾夫球肘的祕密武器。正手握住單槓的時候，就會自動啟動屈腕肌群。把身體往上拉的時候，手肘一定會彎曲，這時候屈腕肌群又會再次受到負荷，而接下來就輪到龐大的背肌發揮功能。如果無法完成完整的引體向上，可以嘗試這個動作初始的階段就好，或是執行「靜態懸吊」，我們將在接下來的動作要點討論。

### 步驟

1. 雙手正手握住單槓，握距與肩同寬或略寬於肩寬。
2. 手肘伸直懸吊在單槓上，這點對於預防高爾夫球肘相當重要。雖然動作會因此變難，但請不要妥協。
3. 開始往上拉之前，先將肩膀往下沉，像動作 5.9 一樣。接著將身體往上拉，拉上去的過程盡量避免屈髖。如果可以，讓胸口或下巴碰到槓，並不要將膝蓋往前甩。
4. 到了動作頂部以後，讓身體往下回到起始位置，直到手肘再次打直，這樣算一次動作，接著視情況決定反覆次數。

**Point：**如果你無法順利執行引體向上，可以嘗試靜態懸吊。先以正手握住單槓，來到想像中的引體向上起始位置；而如果要從動作頂部開始，可以使用階梯或箱子，再從頂部慢慢將身體往下降，這樣可以訓練到離心負荷。

**其他建議動作：**動作 7.1（前臂與手腕伸展 1）、動作 7.3（伏地挺身支撐）、動作 7.7（手腕懸吊）。

## 滑囊炎

我們曾在第五章（肩關節）提過，滑液囊是充滿液體的囊狀空間，如果受到反覆摩擦與壓力刺激，可能會腫脹會發炎，這點我們在第九章會再提到。滑囊炎（滑液囊腫脹）的原因可能是外力導致的受傷，但這種傷害並非本書討論重點。如果有這種急性傷害的情況，建議盡速尋求專業醫療協助。

本書所討論的肘關節滑囊炎稱為鷹嘴突滑囊炎，因為症狀會出現在肘關節後方骨頭突出的地方。肱三頭肌肌腱受到拉扯，進而將肘關節打直的時候，鷹嘴突滑囊會減少鷹嘴突和肱三頭肌肌腱之間的摩擦；而如果長時間或反覆大量拉動肘關節，所產生的壓力就很可能導致鷹嘴突滑囊炎（又稱學生肘）。

肘關節滑囊炎（圖 6.6）的成因可能是肘關節在承受負荷的情況下持續伸直，尤其是在手臂被固定住的情況下，肱三頭肌拉動的部位集中在肘關節附近。舉例來說，在健身房做肱三頭肌伸展這個動作的時候，靠近肩關節的肱三頭肌幾乎不會有動作，所有的動作幾乎都由肘關節附近的肱三頭肌完成。如果鷹嘴突滑囊炎正在急性期，建議以動作 6.3 等徒手訓練，來取代傳統的肱三頭肌伸展動作。

肱三頭肌肌腱（Triceps tendon）

肱三頭肌下滑液囊
（Bursa under triceps）

鷹嘴突
（Olecranon process）

鷹嘴突滑液囊
（Olecranon bursa）

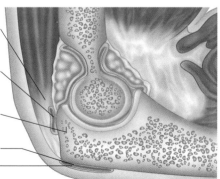

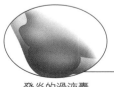

發炎的滑液囊
（Tnflamed bursa）

▲ 圖 6.6　肘關節滑囊炎

**KEY EXERCISE 6.3**　直腿撐體 LEVEL 1

目標部位：肘關節、肩關節　　次　　數：10 次
組　　數：3 組　　　　　　　　休　　息：45 至 60 秒

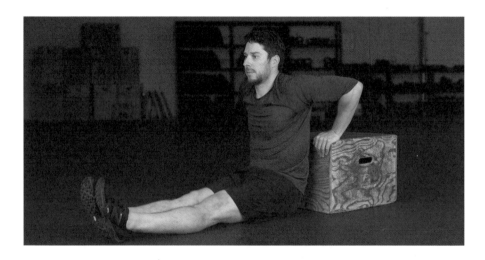

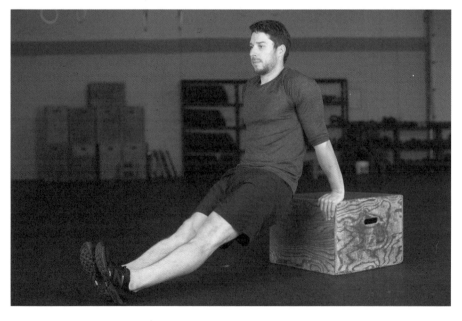

　　直腿撐體是完整肱三頭肌撐體的前驅動作，不需要特定的器材就可以執行。直腿撐體比肱三頭肌撐體簡單，但還是可以在不對鷹嘴突滑液囊施加太多壓力的情況下，提升肘關節周遭肌群的肌力與韌性。此外，直腿撐體也有助於提升肩關節的活動度。

**步驟**

1. 雙手與肩同寬，放在身體後方的跳箱、板凳、階梯，或任何一個墊高的平台，手指朝向前方。如果沒有適合的器材，也可以將雙手放在窗台或流理台上，只要這個平台夠穩固，而且高度大約在 30 至 45 公分就好。
2. 雙腳打直往前延伸、腳跟著地，讓背部貼近雙手。
3. 開始彎曲手肘讓身體往下移動，在肩關節活動度允許的情況下，盡可能讓手肘彎曲到 90 度。
4. 暫停一秒，再把身體往上推回起始位置，這樣算一次動作。接著再重複執行。

**Point：** 這個動作主要的困難，多半來自肩關節或肘關節的肌力或活動度不足。不過這也正是徒手訓練最吸引人的地方，因為會同時提升身體每個關節的肌力與活動度。換句話說，這類動作固然比較困難，但益處相當大。如果要降低動作強度，可以稍微屈膝，讓雙腳更靠近雙手。肌力與活動度越來越好以後，就可以漸漸將雙腳伸直，做到完整版的動作。

## 肱二頭肌肌腱問題

　　如果彎曲手肘或將手掌往上轉的時候感到疼痛，可能是因為肱二頭肌本身或肱二頭肌肌腱連結橈骨的地方出了問題。如果問題是在執行大重量訓練動作時突然出現，可能表示肌肉或肌腱纖維拉傷，甚至是肱二頭肌肌腱斷裂（圖 6.7）。如果發生這種情況，我們建議立即尋求專業醫療協助。經過醫師同意執行復健動作以後，就可以透過徒手訓練動作來慢慢強化身體。如果目前肱二頭肌沒有任何狀況，單純想增加該部位的韌性，動作 6.4 是一個很好的開始。

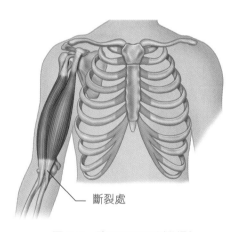

斷裂處

▲圖 6.7　肱二頭肌肌腱斷裂

**KEY EXERCISE 6.4** 　**離心反手引體向上** LEVEL 3

目標部位：肘關節、肩關節、
　　　　　前臂
組　　數：3 組

次　　數：3 至 10 次
休　　息：45 秒

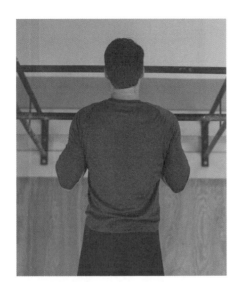
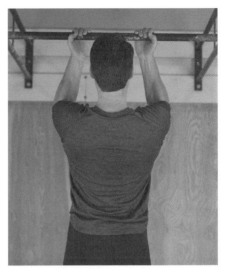
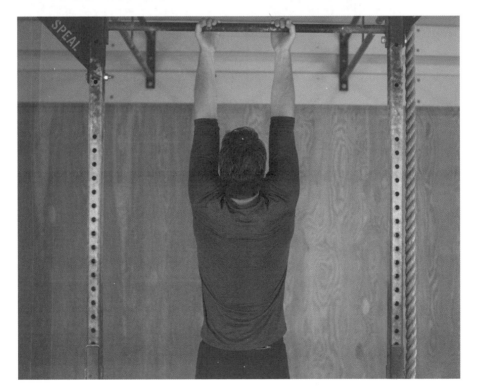

離心反手引體向上對於加強肘關節周遭肌群非常有效。一個動作的離心階段通常指的是順著地心引力往下的階段，但又不要讓地心引力決定動作的速度。因此離心引體向上的起始位置是下巴在單槓上方，最終位置則是靜態懸吊。

**步驟**

1. 將一個夠高的箱子或平台放在單槓下方，站上去後彎曲手肘握住單槓。
2. 雙手反手握槓，握距比肩寬稍窄。
3. 屈膝並盡可能跳高，同時雙手把身體往上拉，讓下巴的高度超過單槓。
4. 在這個位置維持一秒，確認姿勢穩定以後，慢慢將身體往地面的方向移動，同時用肱二頭肌和背肌控制動作。動作全程將肩胛往後往下收好，以啟動肩胛附近的肌肉（詳見第五章）。
5. 持續讓身體往下移動直到雙手打直，這樣算一下動作。持續執行到預設的反覆次數以後再休息。

**Point：**執行離心反手引體向上時，必須花很大的功夫來做動作控制，因此可以大幅提升肌力並降低肘關節受傷的機率；不過這個動作會對肘關節周遭的韌帶與肌腱施加很大的壓力，因此必須確實控制好動作。此外，一般認為離心訓練動作可以快速提升肌腱與肌肉的力量。

**其他建議動作：**動作 5.3（胸部伸展）。

# 改善肘關節功能的徒手訓練動作

**KEY EXERCISE 6.5**　　**手臂扭轉** LEVEL 1

目標部位：前臂與肘關節周
　　　　　遭肌肉
組　　數：3 組

次　　數：10 次
休　　息：20 秒

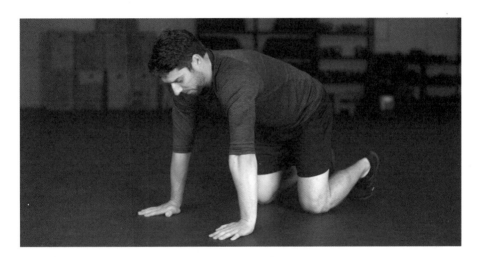

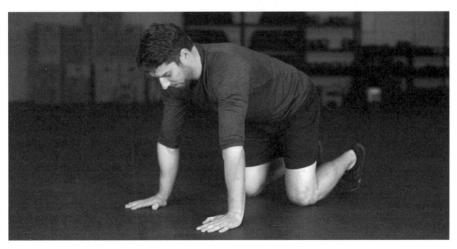

手臂扭轉是前臂手腕伸展（動作 7.1）的進階動作，可以增加屈腕肌群在承受負荷下的活動度，也可以提升肩關節的負荷能力。

**步驟**

1. 雙手與肩同寬，將手掌平放在地板，來到四足跪姿。
2. 將雙手手臂往內側扭轉，同時維持手掌平穩貼地。通常會需要一段時間練習，才能啟動正確的肌群。
3. 盡可能將手臂往內側扭轉，感到手肘內側有點壓力時暫停一下，再讓手臂循著同樣軌跡往外扭轉，讓手肘內側指向前方。
4. 回到起始位置後，算完成一次動作，接著再繼續下一次動作。

**Point：** 一開始可能很難「啟動」正確肌群並把動作做好。這個動作大部分的活動可能來自肩關節，但請努力把肘關節打直，並讓手肘周遭的前臂肌肉感受到壓力。換句話說，請不要讓肩關節受到太大的壓力。一開始的動作幅度可以小一點，只要持續練習，就能把幅度越做越大。

**KEY EXERCISE 6.6**　**棒式掌撐推高** LEVEL 3

目標部位：肘關節
組　　數：3 組

次　　數：5 至 10 下，依肌
　　　　　力水準而定
休　　息：30 至 45 秒

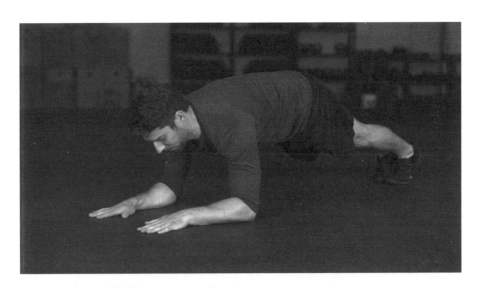

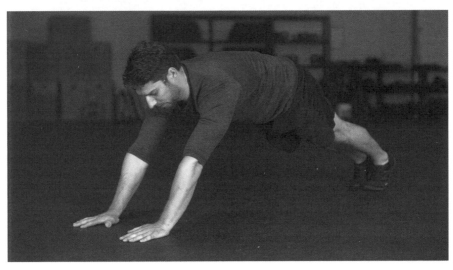

棒式掌撐推高是一個相當罕見的動作，對肘關節外側的肌群有非常好的訓練效果。在往上推的過程中，胸肌和肩關節周遭肌群的使用相當少，因此難度比一般伏地挺身高很多。

步驟

1. 先來到伏地挺身的起始位置，雙腳腳趾踩住地面，並讓肩關節、髖關節、膝關節呈一直線。
2. 讓手肘貼穩軀幹，肘關節尖端全程指向後方，並開始彎曲肘關節，讓身體往地板的方向靠近。
3. 繼續讓身體往下移動，直到前臂平貼地板為止，並確保肘關節尖端全程朝向後方。前臂接觸到地板以後暫停一秒。
4. 使用肱三頭肌將身體推回起始位置。如果用到肩關節周遭的肌肉和胸肌也沒關係，但請盡量減少肱三頭肌以外肌群的使用。

Point：這個動作不太容易，相當適合對徒手訓練有興趣的人。如果覺得太困難，可以將手掌往前移動來到類似超人的姿勢，這樣會讓肩關節參與更多。如果還是不行，可以從跪姿開始，和跪姿伏地挺身一樣。這樣會讓難度下降很多，但還是有提升肌力的效果。

## KEY EXERCISE 6.7　俄式挺身 LEVEL 3

目標部位：肘關節、肩關節　　　次　　數：維持 10 秒
組　　數：3 組　　　　　　　　休　　息：30 至 45 秒

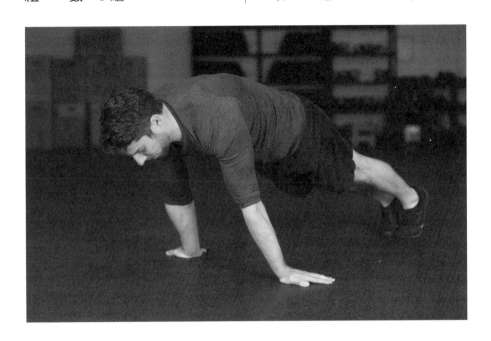

　　我們在本章的討論中可以看到，肘關節的運動傷害相當常見，有些甚至直接以運動名稱來命名，例如網球肘、高爾夫球肘等等。俄式挺身對肘關節周遭肌肉與韌帶的肌力與韌性都有很棒的訓練效果，因為身體必須在手臂打直的情況下施力，相當不容易！

步驟

1. 先來到一般伏地挺身的姿勢。
2. 雙手手指指向斜後方大約 45 度的位置，讓手肘內側指向前方，並確保肩關節在手掌正上方。

3. 讓身體往前傾，或把腳趾往前走，讓肩關節的位置超過手掌。這時候肱二頭肌、前臂、肘關節應該會感受到壓力。

4. 肩膀收緊，將身體往天花板的方向推上去，並盡量將手肘打直，將身體維持在最高的位置。

5. 目標是維持 10 秒以後再休息，接著再做下一次動作。

**Point：**多數人一開始應該都會覺得俄式挺身很不容易，因為我們是為了想要進一步提升身體韌性與進行徒手訓練的人，才將這個動作放進來。體操選手也會做俄式挺身來強化肘關節周遭肌群的肌力，來為了體操版俄式挺身、倒立以及其他吊環動作等進階動作準備。一開始建議先著眼於把肩關節往前移動超過手掌一點點就好，越來越強壯以後，再漸漸增加移動範圍。

## 肘關節目標動作

目標動作通常都會使用到較多關節和肌群，不過這邊我們提供的動作也對肘關節有非常好的訓練效果。本書中各章節提到的目標動作，都是對你當下身體能力的檢測指標，但我們也可以將以下提到的這個動作，加入平時的訓練計畫中。

### KEY EXERCISE 6.8　弓箭手伏地挺身 LEVEL 3

目標部位：肘關節、肩關節
組　　數：3組

次　　數：5 至 20 下，兩邊
　　　　　都要做
休　　息：45 至 60 秒

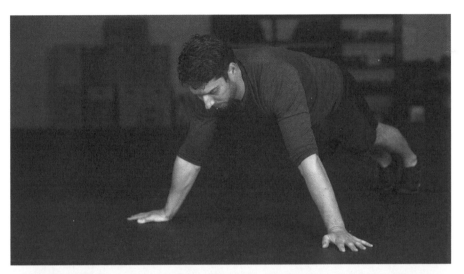

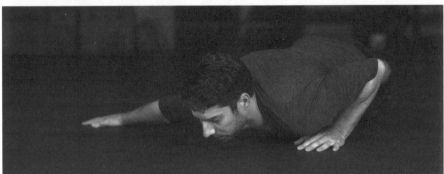

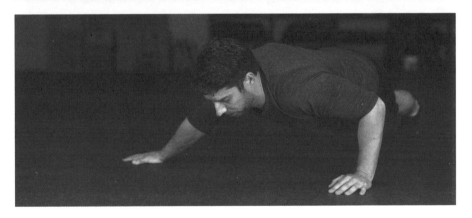

弓箭手伏地挺身是肘關節的目標訓練動作。這個動作比一般伏地挺身還難，但動作幅度有很大的調整空間，適合各種程度的訓練者，甚至也能以跪姿執行，進一步降低難度。

**步驟**

1. 先來到一般伏地挺身姿勢，雙手比肩膀略寬，手指指向側邊。
2. 彎曲其中一隻手，並讓胸部往下接近地板，同時讓上半身往彎曲手那邊的肩膀移動，另一隻手臂全程打直。
3. 持續往下，直到胸口碰到地板，這時候一隻手臂應該有很大的彎曲幅度，而另一手要在打直的情況下非常接近地板。
4. 這時候將彎曲的手臂用力打直，另一隻手同時用力「拉」住地板將身體往上移動，此時伸直手的肘關節周遭肌群會有很大的壓力。
5. 持續往上回到起始位置，這樣算一次動作，再換邊進行。如有需要，每次動作之間可以稍作休息。

**Point：**只要減少動作幅度，就能降低弓箭手伏地挺身的難度。也就是說，只要不要把身體往下降到最低，就不需要將對側的手臂完全伸直。這個動作也可以採取跪姿執行。

**其他建議動作：**動作 5.16（雙槓下推）。

# CHAPTER 7

腕關節

Build Your Own Bulletproof Body

## 腕關節簡介

人類之所以和其他動物不同，就是因為有能力操控各式各樣的工具。將我們身上靈巧雙手與具備長槓桿功能手臂連結起來的，正是腕關節。腕關節不僅是雙手能夠靈巧的關鍵，更能透過肌腱，將前臂強健肌肉的力量傳到雙手，讓我們發揮極強的握力。本章介紹的許多動作，和第六章介紹的肘關節相關動作有密切關聯。

執行徒手訓練動作時，手掌與手臂的關係會和平常不太一樣，對腕關節的需求通常會比較大。舉例來說，在做一般訓練動作時，手掌多半可以在手臂固定的情況下自由移動；而在做許多徒手訓練動作時，常常是在手掌固定的情況下，讓手臂甚至身體移動，伏地挺身就是一個很好的例子。因此本章會把重點放在上肢的穩定功能，也會介紹一些訓練動作，幫助我們加強與伸展腕關節周遭的肌肉。

**KEY POINT** ////

執行徒手訓練動作時，通常是在腕關節固定的情況下，讓手臂甚至全身產生動作。

## 腕關節構造

### 被動結構

腕關節和手掌的許多結構密切合作，讓我們的雙手得以執行正常功能。手掌上有許多細小的骨頭，而前臂也有兩條較長的骨頭。圖7.1 詳細說明這些被動結構的位置。

　　橈骨和尺骨都連結到腕關節，而和第一排腕骨連結的是橈骨，這就是腕關節的構造。圖 7.1 中也有標出腕骨內側的舟狀骨，是在跌倒手掌外展撐地時常受傷的骨頭。而尺骨底部和另一排腕骨之間的空隙，則是由纖維軟骨連接，這個結構也容易在跌倒時受傷，在老化過程中也相當容易磨損。與本書提到的所有關節一樣，腕關節和手腕都由韌帶固定、支撐及限制，而這個部位中有許多骨頭，因此韌帶的數量也相當多。

　　在腕關節負責的動作中，最常見的是屈腕（手掌靠近前臂）與伸腕（手背靠近前臂），另外也包括讓手掌往側向「偏移」的動作。而讓手掌朝上和朝下（旋前與旋後）的動作並非由腕關節負責，而是

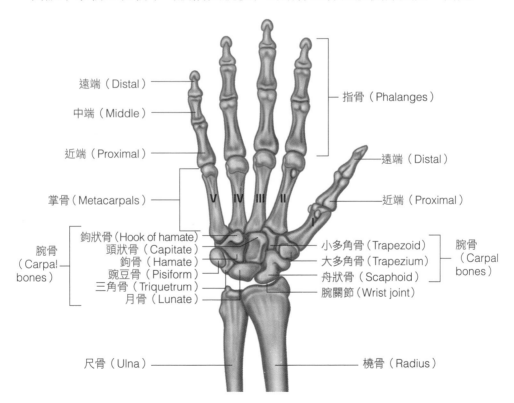

遠端（Distal）
中端（Middle）
近端（Proximal）
指骨（Phalanges）
遠端（Distal）
近端（Proximal）
掌骨（Metacarpals）
V　IV　III　II　I
鉤狀骨（Hook of hamate）
頭狀骨（Capitate）
鉤骨（Hamate）
豌豆骨（Pisiform）
三角骨（Triquetrum）
月骨（Lunate）
腕骨（Carpal bones）
小多角骨（Trapezoid）
大多角骨（Trapezium）
舟狀骨（Scaphoid）
腕關節（Wrist joint）
腕骨（Carpal bones）
尺骨（Ulna）
橈骨（Radius）

▲ 圖 7.1　腕關節與手掌的骨頭

橈骨在尺骨周遭旋轉（我們在第六章討論過這個動作）。當然，要做出以上動作，都必須有肌肉與肌腱拉動骨頭。進一步討論重要的主動結構以前，讓我們先探討一個腕關節獨有的被動結構：腕隧道。

腕隧道（如圖 7.2 所示）是一條橫跨腕關節的強韌纖維隧道，位於手掌下方。這條隧道經過許多塊腕骨的上方，因此許多相關結構就在下方運作。這些結構除了我們即將討論的肌腱以外，也包括些許血管與一條神經。你應該已經可以想像，這條神經如果受損，會對周遭組織帶來不少影響。我們將在後續討論腕關節與手掌常見問題時，進一步詳細說明。

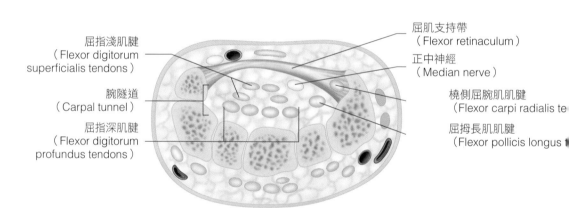

屈指淺肌腱
（Flexor digitorum superficialis tendons）

腕隧道
（Carpal tunnel）

屈指深肌腱
（Flexor digitorum profundus tendons）

屈肌支持帶
（Flexor retinaculum）

正中神經
（Median nerve）

橈側屈腕肌肌腱
（Flexor carpi radialis te

屈拇長肌肌腱
（Flexor pollicis longus

▲ 圖 7.2　腕隧道的橫切面，清楚顯示肌肉與周遭結構的相對關係

## 主動結構

手掌有許多小肌肉，這些肌肉可以控制拇指與其他手指，讓我們的雙手做出精細的動作。負責精細動作肌肉的起點與終點多半都在手掌，因此不會跨越腕關節；而負責在腕關節與手掌產生較大力量的肌肉，起點通常都在肘關節或前臂。你可以做個實驗：想像自己在打

字，讓手指上下移動，這時候觀察肘關節外側下方的前臂位置，看看這個地方有沒有肌肉在跳動的感覺。由於肘關節、前臂與腕關節的關係密不可分，本章提供的訓練動作將同時提升腕關節與肘關節的功能，並減少周遭部位的疼痛。

**KEY POINT** ////

負責在腕關節與手掌產生較大力量的肌肉，起點通常都在肘關節或前臂。

前臂的肌肉在跨越腕關節前側與後側表面的時候，會漸漸變成較為細長的肌腱。有些位於腕關節與手掌後側的肌腱彼此重疊，可能會造成摩擦，這點我們稍後會討論；而有些位於腕關節與手掌正面的長肌腱會穿過腕隧道，如果受損就可能造成腕隧道症候群。圖 7.3 是前臂與腕關節前側與後側的肌肉分布圖。

本章各章節介紹身體各部位構造時，都會出現一堆又臭又長的解剖專有名詞。不過，我們不需要太在意每一條肌肉的名字，只要知道如何提升前臂、腕關節，與手掌周遭的肌力與韌性就好。

## 腕關節常見問題

腕關節和手掌受傷的原因很多，可能是跌倒時用手掌撐地，或是重複動作造成肌肉過度緊繃。我們相信預防始終勝於治療，但我們也知道意外總是難以避免。只要能提升並維持上肢與肩關節的韌性，就能把意外帶來的傷害降到最低。我們接下來會討論一些腕關節常見問題，並提供一些建議的訓練動作，達到復健與傷害預防的效果。

徒手訓練
解痛全書

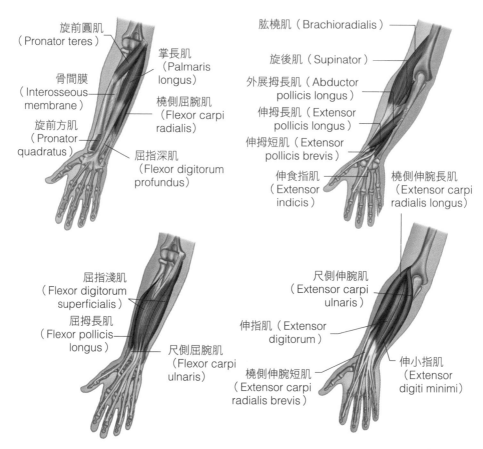

旋前圓肌
（Pronator teres）

掌長肌
（Palmaris longus）

骨間膜
（Interosseous membrane）

橈側屈腕肌
（Flexor carpi radialis）

旋前方肌
（Pronator quadratus）

屈指深肌
（Flexor digitorum profundus）

肱橈肌（Brachioradialis）

旋後肌（Supinator）

外展拇長肌（Abductor pollicis longus）

伸拇長肌（Extensor pollicis longus）

伸拇短肌（Extensor pollicis brevis）

伸食指肌（Extensor indicis）

橈側伸腕長肌（Extensor carpi radialis longus）

屈指淺肌
（Flexor digitorum superficialis）

屈拇長肌
（Flexor pollicis longus）

尺側屈腕肌
（Flexor carpi ulnaris）

尺側伸腕肌
（Extensor carpi ulnaris）

伸指肌（Extensor digitorum）

橈側伸腕短肌
（Extensor carpi radialis brevis）

伸小指肌
（Extensor digiti minimi）

▲圖 7.3　腕隧道的橫切面，清楚顯示肌肉與周遭結構的相對關係。

## 腕關節與手掌問題

　　腕關節僵硬會伴隨活動範圍受限，出現這種狀況時，通常表示有某種程度的關節炎。類似骨關節炎這種磨損類的關節炎，比較少出現在腕關節，但如果兩隻手的腕關節都出現僵硬的狀況，建議先尋求專業醫療協助，再開始執行訓練計畫。骨關節炎比較常出現在拇指和其他手指與手掌連結的關節處，如果這些關節的活動範圍不夠，手掌

負重的時候會感到不舒服，在執行本書提供的訓練動作時，建議在動作範圍和重量選擇上循序漸進。可以先從動作 7.1 的基本伸展開始，來提升腕關節後彎的負重能力，但請注意不要操之過急！

## KEY EXERCISE 7.1　**前臂與手腕伸展 1** LEVEL 1

目標部位：腕關節、前臂　　　持續時間：20 秒
組　　數：3 組　　　　　　　休　　息：20 秒

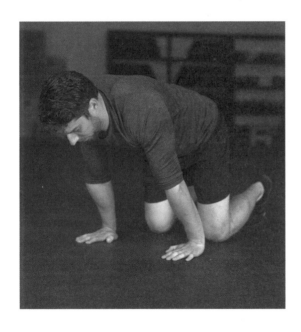

**Point：**這個動作伸展前臂肌肉的效果相當驚人，而如果你有高爾夫球肘的相關症狀（詳見第六章），甚至也會感到肘關節的伸展。如果身體無法前傾太多，就一次一次慢慢增加幅度，很快就會發現目標部位的柔軟度與活動度大幅提升。

　　確認身體部位的活動度足夠，是預防傷害的一大重點，因此關節與軟組織的伸展與鬆動就相當重要。這個動作的重點，在於伸展伸腕肌群，以及讓腕關節在延伸的情況下，還能維持正常的抓握功能。這個動作相當重要，因此我們將它視為關鍵動作。

**步驟**

1. 來到四足跪姿的位置，雙手手指指向前方。
2. 雙手手掌貼穩地板，將身體慢慢往前傾，伸展前臂靠近腕關節的地方。
3. 維持這個姿勢 20 秒，休息一下再重複下一次動作。

## 腱鞘炎

　　腱鞘炎是一種常見的腕關節問題，會讓肌腱與周圍的腱鞘會發炎，造成的原因通常是過度使用（圖 7.4）。症狀發生時，肌腱經過的腱鞘會變厚，可能會使得軟組織在腕關節和前臂肌肉運作時出現喀吱喀吱的聲音。這種聲音通常會出現在前臂橈側靠近腕關節處，會一路延伸到拇指的底部；也有可能發生在腕關節的尺側，因為此處的肌腱會一路延伸到小指的底部。類似情況偶爾也會出現在前臂離腕關節大約三隻手指寬的位置，稱作「槳手腕」，因為一開始是在划船選手上發現的。

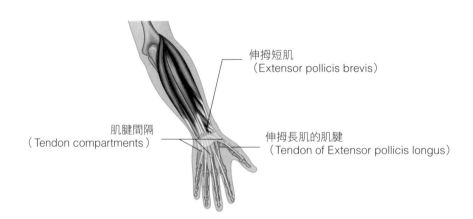

伸拇短肌
（Extensor pollicis brevis）

肌腱間隔
（Tendon compartments）

伸拇長肌的肌腱
（Tendon of Extensor pollicis longus）

▲圖 7.4　手腕腱鞘炎

　　這類症狀最常見的原因，是工作或休閒活動反覆動作累積的傷害，因此首先必須找出問題的根源並想辦法解決。不過，有時候所謂的「問題」可能沒辦法解決，例如你就是必須完成某個工作，或者在網球場上就是必須打反拍等等，這時候也許就只能夠強化身體，讓身體更能承受這些壓力。如果身體越能承受壓力和傷害，未來受傷的機率就會大幅降低，而動作 7.2 就是克服腱鞘炎等相關問題的好開始。

**KEY EXERCISE 7.2**　**前臂與手腕伸展 2** LEVEL 1

目標部位：腕關節、前臂　　　持續時間：20 秒
組　　數：3 組　　　　　　　休　　息：20 秒

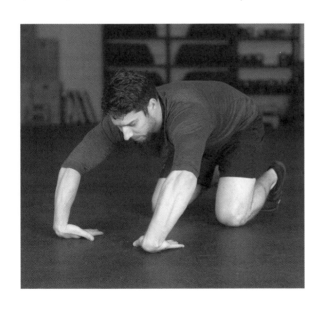

**Point：**多數人會覺得本動作的感覺比動作 7.1 更明顯，因為前臂的伸腕肌群通常都比屈腕肌群更緊繃。一開始不要操之過急，伸展的幅度會隨著時間慢慢增加。

　　執行動作時，主動肌群和拮抗肌群會同時運作，伸展時必須將兩者都納入考量。此動作的目標部位是伸腕肌群，也就是負責將手掌和腕關節打開的肌肉。這個伸展動作相當重要，可以輔助本章後續提

到的幾個高難度動作，例如反手手腕伏地挺身，因為這個動作需要相
當好的腕關節與前臂活動度。

**步驟**

1. 雙膝跪地，將雙手手背貼平地面，手指朝向後方，並盡可能
   將手肘打直。一開始可能會感覺有點奇怪，但請堅持下去。
2. 雙手手背貼穩地板，身體慢慢往後仰，感受前臂上側的伸展。
3. 在這個位置維持 20 秒，休息一下再重複動作。

## 腕關節肌腱問題

肌腱與骨頭連結的地方，常常出現疼痛或功能異常等問題。有
時候可能是發炎，但更常出現的是肌腱退化性病變。確實有證據指
出，提升肌腱的負荷可以有效治療相關症狀，但可能必須花上數週甚
至數月的時間。因此，只要疼痛感沒有增加，請繼續堅持執行我們提
供的徒手訓練動作。不過在執行任何訓練計畫之前，我們還是建議先
尋求專業醫療人員的建議。

出現功能異常的地方很可能是肌腱與骨頭連結的地方，通常是
腕關節後側的兩端，或腕關節手掌側與小指呈一直線的地方。肌腱問
題（或所謂肌腱病變）的成因可能是過度使用，因此首先必須找出問
題的根源並想辦法解決。不過，有時候所謂的「問題」可能沒辦法解
決，這時候也許就只能夠強化身體，讓身體更能承受這些壓力，而關
鍵動作 7.3 就是一個很好的開始。不過如果肌腱病變造成腕關節後側
出現問題，可以嘗試動作 7.4。

**KEY EXERCISE 7.3**　**伏地挺身支撐** LEVEL 1

目標部位：腕關節、前臂　　　持續時間：20 秒
組　　數：3 組　　　　　　　休　　息：20 秒

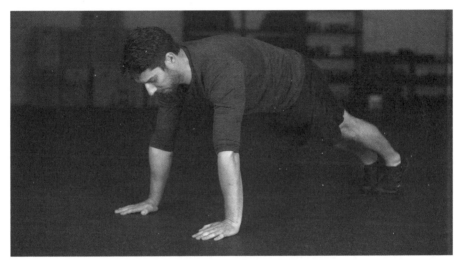

　　提升手掌與腕關節肌力最直接的方式，就是靜態伏地挺身支撐
的姿勢。這個動作和棒式（動作 11.5）很類似，因此也會訓練到脊椎
和軀幹。不過做棒式的時候，身體的重量主要是由前臂支撐，但伏地
挺身支撐時則由手掌承受大部分的體重，對腕關節與前臂的肌肉與結
締組織有相當大的需求，因此可以提升該部位的肌力與活動度。

步驟

1. 來到四足跪姿的姿勢，雙手與肩同寬放在前方地板上，並稍
   微將手指撐開來輔助平衡。
2. 將雙腿往後移動並讓腳尖踩地，此時肩膀、臀部與腳踝呈一
   直線。
3. 在這個姿勢維持 20 秒，休息一下再執行下一次動作。

**Point：**如果覺得這個動作太困難，可以將雙手放在墊高的平台上，這樣可以讓更多體重由下肢承受。越來越強壯以後，就可以漸漸降低平台高度，直到可以在地板執行作。

---

**KEY EXERCISE 7.4** **反手伏地挺身支撐** LEVEL 3

目標部位：腕關節、前臂　　持續時間：盡量維持 10 至 20 秒
組　　數：3 組　　　　　　休　　息：30 至 45 秒

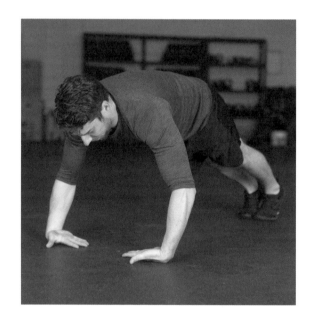

反手伏地挺身支撐雖然不太常見，但也是提升身體韌性的絕佳動作。不過如果沒有做過類似動作，可能會覺得非常困難。只要持續練習，這個動作可以讓腕關節在壓力極大的姿勢下提升肌力，並大幅減少受傷機率。

注意：若腕隧道症候群在急性期，不建議執行此動作。

**步驟**

1. 雙膝跪地，雙手手背平貼地板，手指朝向另一隻手的手指。
2. 雙腿往後延伸，腳趾踩地，來到類似伏地挺身的起始位置。

3. 因為身體構造的關係，手肘大概不太容易伸直，但別擔心，這樣很正常。
4. 盡可能維持在這個姿勢，休息一下再執行下一次動作。

**Point：** 多數人都無法維持這個姿勢太久，而如果你也是，在快要受不了的時候，就讓膝蓋跪地。請持續練習，盡量撐久一點再休息，假以時日你的肌力和身體功能都會進步。

## 腕隧道症候群

腕隧道症候群的成因，是通過腕隧道的神經出現某種程度的發炎（圖 7.5），不過確切的原因還不是非常確定，而且可能的原因有很多。建議檢視日常生活的動作與姿勢，找出可能造成問題的原因，並盡快解決。腕隧道症候群的症狀因人而異，比較常見的是某幾隻手指的指尖出現燃燒、刺痛，或是麻痺感。這些症狀可能會影響睡眠，也可能讓雙手變得沒那麼靈活。

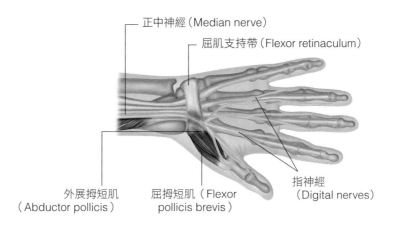

▲圖 7.5　腕隧導症候群

　　如果懷疑自己可能有腕隧道症候群，強烈建議尋求專業醫療協助，先不要自己執行任何徒手訓練動作。醫師評估狀況認為適合運動後，再循序漸進執行徒手訓練動作，來加強腕關節與前臂的肌力與活動度。

## 改善腕關節功能的徒手訓練動作

**KEY EXERCISE 7.5**　　**拳頭伏地挺身支撐** LEVEL 2

目標部位：腕關節、前臂　　│　持續時間：20 秒
組　　數：3 組　　　　　　│　休　　息：30 至 45 秒

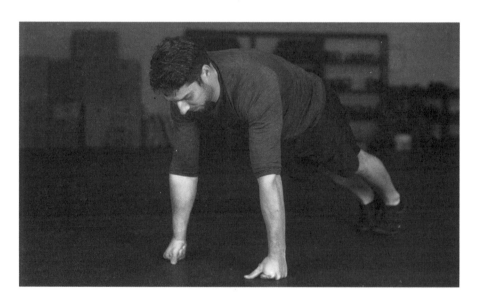

　　拳頭伏地挺身支撐對於提升腕關節穩定性與肌力的效果非常好，而且能夠讓腕關節穩定性的弱點顯露無遺。

步驟

1. 雙手手指緊握、拳頭貼穩地板。
2. 雙腳腳趾踩地，來到伏地挺身的起始位置，確保雙手與前臂呈一直線。
3. 維持這個姿勢 20 秒，休息一下再做下一次動作。

**Point：**如果沒做過這個動作，很可能擔心自己的腕關節是否能承受這麼大的壓力。如果對動作或自己的能力有疑慮，可以讓雙膝跪地來降低難度，這樣會讓腕關節承受的重量變少，以循序漸進的方式達到標準的拳頭伏地挺身支撐。如果有需要，可以在拳頭下方墊毛巾或軟墊。請注意安全，不要為了逞強而受到不必要的傷害！

**KEY EXERCISE 7.6** **手指伏地挺身支撐** LEVEL 3

| 目標部位：腕關節、前臂 | 持續時間：10 至 20 秒 |
|---|---|
| 組　　數：3 組 | 休　　息：30 至 45 秒 |

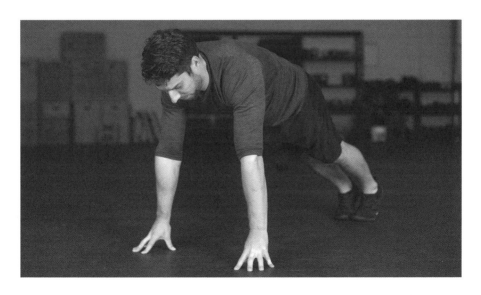

　　如果要來點有挑戰性的動作，可以考慮做手指伏地挺身支撐。其實和伏地挺身的起始位置一樣，只是身體的重量要由手指來支撐！這個動作可以大幅提升雙手和前臂的肌力，也可以為我們的身體打下基礎，以後執行更多更複雜的徒手訓練動作。

步驟

1. 雙手手掌放在地板，手指外展，並將大部分的重量放在拇指和食指。
2. 雙腿往後延伸來到伏地挺身的起始位置，此時肩膀、臀部、膝蓋、雙腳呈一直線。
3. 盡可能維持這個姿勢，休息一下再做下一次動作。

**Point：**如果雙手不夠強壯，或是執行本動作所需的動力鏈中有弱點，可能會做不太起來。如果覺得有困難，可以將膝蓋跪地，以減少手指支撐的體重，然後再慢慢進階到真正的手指伏地挺身支撐。

**KEY EXERCISE 7.7** 　**手腕懸吊** LEVEL 3

| | |
|---|---|
| 目標部位：腕關節、前臂 | 持續時間：10 至 20 秒 |
| 組　　數：3 組 | 休　　息：40 至 50 秒 |

　　加強前臂的肌力，對於肘關節和腕關節的傷害預防與復健相當重要。手腕懸吊就是訓練屈腕肌群的好動作，體操就會使用這個動作，來加強運動員在單槓和吊環上的控制能力；而我們則可以用這個動作來協助傷害預防與復健。

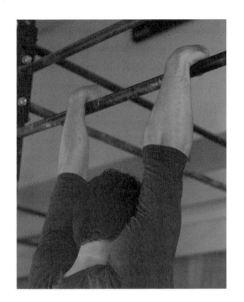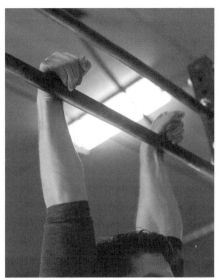

步驟

1. 將跳箱放在單槓下面，然後站上跳箱。
2. 手腕包住單槓，把手掌的底部壓在單槓上。
3. 雙手維持這個姿勢，嘗試把身體懸吊起來，並將手肘打直。
   如果從來沒做過，可能會覺得非常困難。
4. 盡可能維持這個懸吊姿勢，覺得快不行就下來休息一下，再
   做下一次動作。

**Point：**要做好手腕懸吊非常困難，比較適合追求高水準肌力
與控制力的訓練者。如果你就是想追求高水準，請努力練習這
個動作。如果覺得太困難，可以先把部分體重讓雙腳承受，也
就是懸吊時不要讓腳完全離開跳箱，或是讓單腳離開跳箱就好。
越來越強壯以後，再慢慢減少雙腳承受的重量。

**KEY EXERCISE 7.8**　跪姿反手手腕伏地挺身 LEVEL 3

目標部位：腕關節　　　　　　次　　數：5 次
組　　數：3 組　　　　　　　休　　息：30 至 45 秒

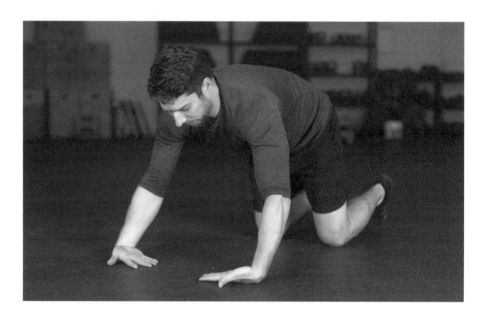

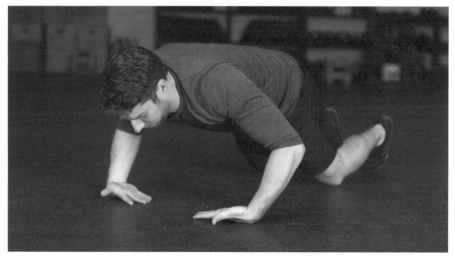

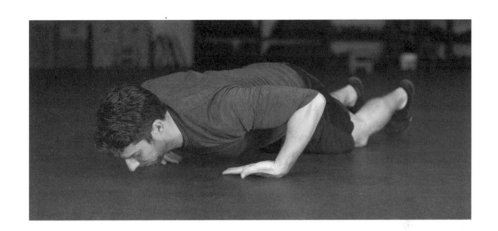

有辦法用手腕支撐自己的體重以後，就可以加入推的成分，讓動作更有挑戰性。這個動作的反手手腕支撐（動作 7.4），可以加強伸腕肌群。由於難度較高，請確定準備好再開始練這個動作。

**步驟**

1. 先來到跪姿伏地挺身的起始位置，讓雙手手背貼住地板，雙手手指朝向彼此。
2. 手臂貼穩地板，彎曲手肘讓身體往地板移動。
3. 繼續讓身體往地板移動，盡可能讓胸口碰到地板，再把身體往上推回起始位置，這樣算一次動作。

**Point：**如果覺得動作太難，可以屈髖來減少上半身承受的重量，也可以把雙手放在墊高的平台上。

## 腕關節目標動作

　　本書各章對於身體各部位都提供一系列的目標訓練動作，本章當然也不例外，也提出腕關節、雙手及前臂的目標動作。這些動作是腕關節肌力、活動度及柔軟度的考驗，也會讓你知道自己的腕關節功能與韌性是否足夠。此外，這些動作也能成為日常訓練的一部分，協助你打造最強壯的身體。

**KEY EXERCISE 7.9**　　**反手手腕伏地挺身** LEVEL 3

目標部位：腕關節、前臂、
　　　　　　肩關節
組　　數：3 組

次　　數：10 次
休　　息：30 至 45 秒

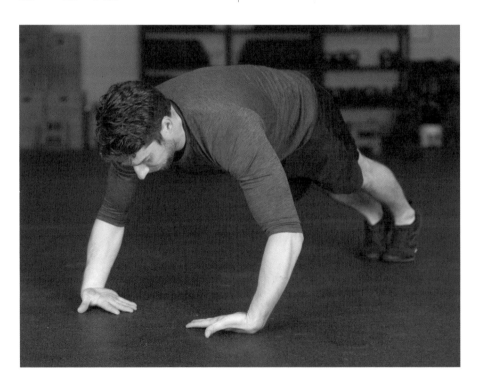

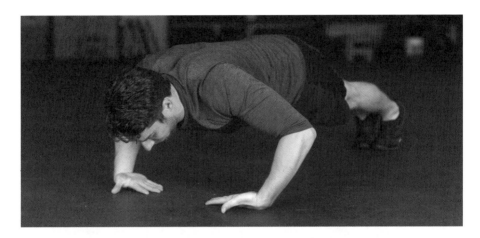

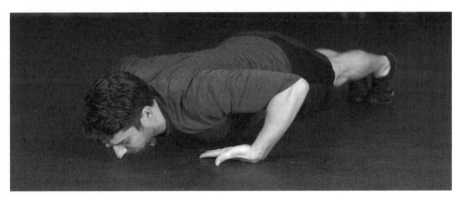

　　反手手腕伏地挺身屬於進階動作，必須先熟練跪姿版本的動作
（動作 7.8）後才能執行。執行動作時建議使用瑜伽墊，最好是厚一
點而且緩衝效果良好的瑜伽墊。

步驟

1. 先來到反手手腕伏地挺身支撐的位置，將身體打直，腳趾踩
   穩地板。手肘盡量打直，但如果沒辦法也沒關係。

2. 雙手手背貼穩地板，彎曲手肘讓身體往地板靠近。建議用力
   繃緊手指，這樣有助於維持手部張力，並提供穩定平台來支

撐全身的重量。

3. 盡量讓胸口碰到地板,再將身體推回起始位置,這樣算一次動作。

**Point:**許多人一開始會覺得這個動作很困難,可能是因為不習慣讓腕關節承受那麼大的壓力,也可能是因為腕關節活動度不夠。如果有以上這兩個問題,可以透過先前討論的跪姿版本動作(動作7.8),或是提升全身肌力來改善。保持耐心、循序漸進,相信可以慢慢進步。

　　如果要降低動作難度,可以將雙手放在墊高的平台上,以減少上肢承受的身體重量。越來越強壯以後,就可以漸漸降低平台的高度,相信總有一天可以在地板上做動作。

### KEY EXERCISE 7.10　手腕引體向上 LEVEL 3

目標部位:腕關節、前臂、
　　　　　肘關節
組　　數:3組

次　　數:3至5次
休　　息:45至60秒

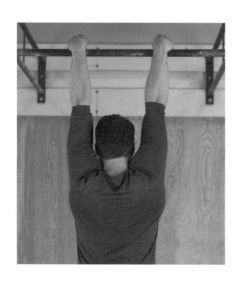
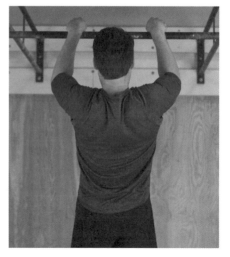

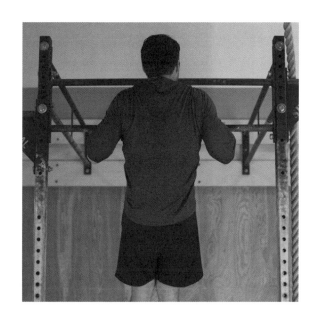

**Point**：手腕引體向上相當困難，一開始很可能連一下都做不起來。如果無法做出完整的動作，可以減少動作範圍，盡量把身體往上拉就好。越來越強壯以後，就可以慢慢增加動作範圍，最後就能作出完整動作。

手腕懸吊（動作 7.7）是一個很棒的動作，而手腕引體向上則是更進階的動作，對前臂肌肉的需求相當大，也有助於打造堅強的握力與堅韌的屈腕肌群。

手腕懸吊能夠做到要求的組數次數後，就可以進階到手腕引體向上。執行方式跟你想的一樣，用手腕懸吊的方式來做引體向上。這個動作相當困難，很可能需要花點時間才能做好。

步驟

1. 先來到手腕懸吊的位置。
2. 將身體往上拉，目標是讓下巴超過單槓，或讓胸口碰到單槓。
3. 在動作頂部暫停幾秒，再往下回到起始位置，這樣算一次動作。

## KEY EXERCISE 7.11　拳頭俄式挺身 LEVEL 3

目標部位：腕關節、前臂、　　次　　數：5 秒
　　　　　核心肌群　　　　　休　　息：30 至 45 秒
組　　數：3 組

　　俄式挺身屬於體操動作，特色是看起來無視地心引力一般，而我們可以使用簡化版的俄式挺身來訓練腕關節。拳頭俄式挺身是很困難的動作，請確定準備好再開始練這個動作。

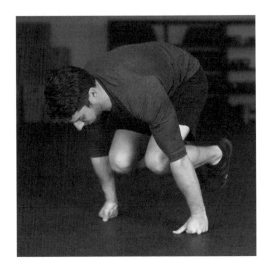

步驟

1. 身體蹲下，雙手緊握讓拳頭貼穩地板。
2. 身體前傾，讓大部分的體重由拳頭承受。
3. 雙腳離地，並用核心肌群將膝蓋縮向胸口。
4. 盡量維持這個用拳頭平衡全身的姿勢，快要不行的時候再快速把雙腳放下來。

Point：讓手腕支撐全身的體重其實相當困難。如果你在動作執行上遇到困難，可以先讓腳離地幾秒後直接放回地板，感受一下這個動作，並更確定自己的程度是否適合這個動作。本動作除了對手腕的壓力很大以外，對核心肌群與平衡感也是很大的考驗。通常都必須花點時間精力，才能讓肌力和技巧提升到足以執行本動作的程度。另外，也建議在軟墊上做動作，這樣會比較舒服。

CHAPTER **8**

髖關節

Build Your Own Bulletproof Body

## 髖關節簡介

髖關節是相當深層的關節，力量和穩定性都非常高，也是身體負重的關鍵結構，自然的活動度和穩定性都優於膝關節，而且也沒有肩關節（詳見第五章）那麼複雜。不管是從坐姿到站姿、爬樓梯、跳躍，都需要靠髖關節來控制上下半身的槓桿位置。髖關節的活動度相當大，也是人體力量的重要來源。我們現在就來探討髖關節的構造，接著討論一些常見的髖關節問題，以及該用哪些徒手訓練動作來改善這些問題。

## 髖關節構造

### 被動結構

髖關節可動的範圍相當大，屬於滑液關節，是大腿骨（股骨）上端圓球形的股骨球和骨盆上的髖臼組合而成。髖關節與之前討論過的關節一樣，周遭有相當厚實的韌帶，也有一個關節囊，以維持關節穩定性。髖臼的深度是來自一個稱為髖關節唇的纖維軟骨，包覆在髖臼的邊緣。髖關節唇如果出問題，可能會導致疼痛或關節功能障礙，這點我們之後會再討論。髖關節與肩關節一樣屬於球窩關節，但與肩關節不同的是，髖關節犧牲了一些活動度，來換取負重能力。髖關節（圖 8.1）可以做出的動作包括：屈曲、伸展、外展、內收、內旋、外旋、迴旋（由上述動作組成）。

最後一個被動結構是滑液囊。滑液囊充滿關節滑液，位在關節可動部位的周遭或中間，以減少部位之間的摩擦。髖關節有兩個重要

的滑液囊，一個是大轉子，另外一個是髂恥滑液囊，如圖 8.2 所示。

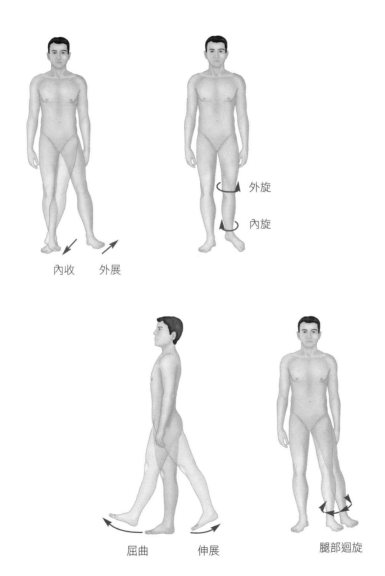

外旋

內旋

內收　　外展

屈曲　　伸展

腿部迴旋

▲ 圖 8.1　透過髖關節創造與提供穩定性的動作

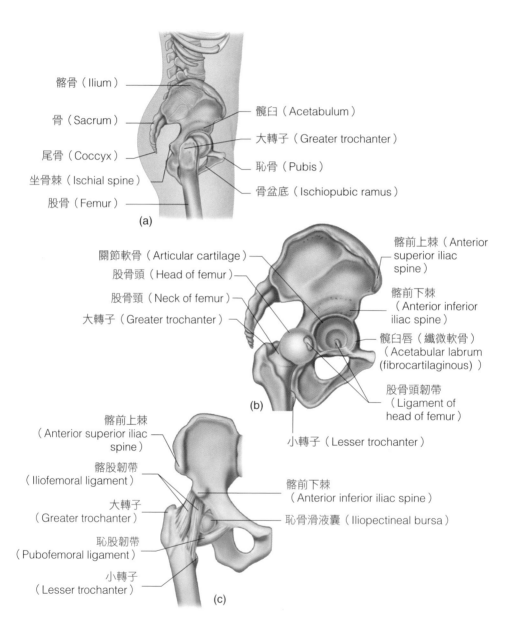

髂骨（Ilium）

骨（Sacrum）

尾骨（Coccyx）

坐骨棘（Ischial spine）

股骨（Femur）

髖臼（Acetabulum）

大轉子（Greater trochanter）

恥骨（Pubis）

骨盆底（Ischiopubic ramus）

(a)

關節軟骨（Articular cartilage）

股骨頭（Head of femur）

股骨頸（Neck of femur）

大轉子（Greater trochanter）

髂前上棘（Anterior superior iliac spine）

髂前下棘（Anterior inferior iliac spine）

髖臼唇（纖微軟骨）（Acetabular labrum (fibrocartilaginous)）

股骨頭韌帶（Ligament of head of femur）

(b)

小轉子（Lesser trochanter）

髂前上棘（Anterior superior iliac spine）

髂股韌帶（Iliofemoral ligament）

大轉子（Greater trochanter）

恥股韌帶（Pubofemoral ligament）

小轉子（Lesser trochanter）

髂前下棘（Anterior inferior iliac spine）

恥骨滑液囊（Iliopectineal bursa）

(c)

▲ 圖 8.2　髖關節：(a) 側面觀，(b) 外展髖關節的側面觀，(c) 韌帶

和肩關節不同的是，髖關節犧牲活動度來換取更大的負重能力。

## 主動結構

先前的章節曾經討論過，主動結構之所以叫主動結構，是因為具有收縮的功能，也就是肌肉收縮後透過肌腱拉動骨骼產生動作。這種收縮特性，正是人類之所以能夠在有地心引力的情況下維持特定姿勢，以及做出任何動作的基礎。

髖關節周遭的肌群相當強壯，因此可以產生很大的力量。從椅子上站起來或在健身房做背蹲舉的時候，都是靠髖關節產生力量，我們才能順利站起來。圖 8.3 是髖關節周遭肌肉的分布圖，你可能會看到一些日常生活中相當常見的肌肉名稱。

圖 8.3 列出的肌肉有些是根據功能來分類，不一定是單一肌肉的名稱。這些肌肉的名稱，可能會讓人聯想到被動結構部分提到的髖關節功能，例如髖關節外展（讓雙腿往外側抬離身體中線）就是外展肌群收縮所產生的動作。

對我們的大腦來說，重要的是動作，而不是啟動哪一條特定肌肉，因此我們要強調的是功能性的多關節動作，而非在意單一肌肉的訓練。下肢肌肉更是如此，因為下肢有許多較長的肌肉，都越過兩個以上的關節，而且在承受負荷時都會同時對這些關節產生作用。請再仔細看一下圖 8.3，應該可以發現股四頭肌是從髖關節延伸至膝關節。也就是說，要訓練股四頭肌看似可以透過單純的屈膝動作來完成，但如果要讓股四頭肌的功能得到最佳訓練，就絕對不能忽略髖關節的動

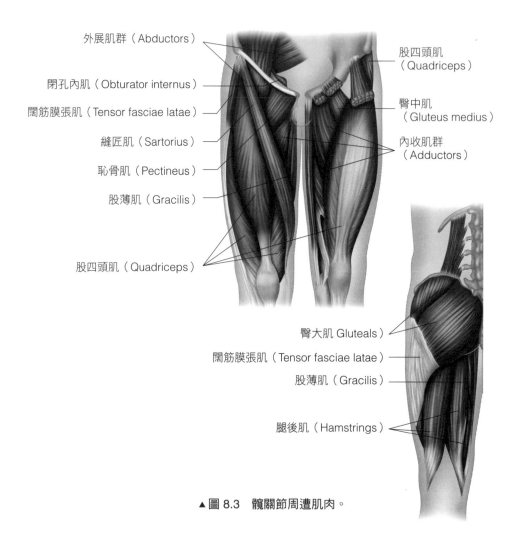

外展肌群（Abductors）

股四頭肌
（Quadriceps）

閉孔內肌（Obturator internus）

闊筋膜張肌（Tensor fasciae latae）

臀中肌
（Gluteus medius）

縫匠肌（Sartorius）

內收肌群
（Adductors）

恥骨肌（Pectineus）

股薄肌（Gracilis）

股四頭肌（Quadriceps）

臀大肌 Gluteals）

闊筋膜張肌（Tensor fasciae latae）

股薄肌（Gracilis）

腿後肌（Hamstrings）

▲圖 8.3　髖關節周遭肌肉。

作；在訓練負責伸髖（伸直）與屈膝（彎曲）的腿後肌時，也必須秉
持一樣的概念。

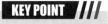 **KEY POINT**

功能性動作通常都會使用數個肌群，並橫跨數個關節。

　　結束髖關節構造的討論以前，讓我們花點時間討論髂腰肌。根據圖 8.4，髂腰肌是由兩條肌肉組成，分別是腰大肌以及髂肌，而這兩條肌肉在越過髖關節前側時會合併在一起。仔細觀察圖 8.4，應該不難看出髂腰肌的範圍橫跨腰椎以及髖關節前側。瞭解髂腰肌的結構以後，就會知道每天上班或開車久坐，會讓髂腰肌長時間維持在縮短的狀態。以下我們將繼續探討該使用哪些關鍵動作，來減少下背部和髖關節疼痛。

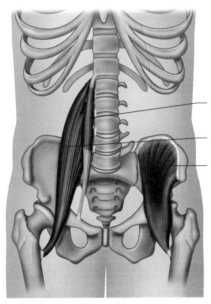

腰小肌（Psoas minor）

腰大肌（Psoas major）

髂肌（Iliacus）

▲圖 8.4　髂腰肌

## 髖關節常見問題

　　髖關節疼痛的可能原因很多，包括退化性骨關節炎、鼠蹊部拉傷、腿後肌拉傷等等。只要透過以動作為基礎的治療方式，專注於功能復健、動作重建、提高身體韌性，這些疼痛問題通常可以減緩甚至根治。就算是關節滑液囊問題，也可以透過改善周遭肌群的動作模

式、以及減少周圍組織壓力的方式來解決。全身所有關節中，最能透過訓練動作來改善功能的，很可能就是髖關節。

　　多數人最常遇到的問題，就是都不會以完整的活動範圍來使用髖關節。雖然肩關節的情況也好不到哪去，但多數人成年後，髖關節的活動可說是少得可憐。試著回想一下小時候，是不是幾乎每天都在蹲下、跪下、到處跑、跳、爬、甚至踢腳？很多髖關節疼痛的人都認為自己不需要特別做相關的訓練動作，因為他們每天都在走路。走路確實對提升一般健康相當有益，但走路時髖關節的活動範圍則相當有限。請站起來走幾步，看看髖關節的活動範圍是否相當有限，比潛在的活動範圍少了許多呢？

　　以下先探討一些髖關節的常見問題，接著提供相關訓練動作。

## ▍髖關節病變

　　髖關節退化性骨關節炎其實相當普遍，好發於六十歲以上的人，但年輕人也可能會有這個症狀，原因可能是基因、職業或運動的過度使用、骨折或其他受傷狀況、長短腳等生長不良造成的關節功能異常。如果你還算年輕，卻已經出現關節炎的症狀，建議尋求專業醫療協助。

**KEY POINT** ////

走路時髖關節周遭肌肉會強力收縮，給關節帶來體重 4 至 5 倍的壓力，長時間下來可能導致髖關節骨關節炎。

　　研究指出，髖關節周遭肌肉所產生的力量不當，可能造成骨關節炎。走路和單腳站立時，髖關節周遭肌肉會強力收縮，給關節帶來體重 4 至 5 倍的壓力。而如果是快走或跑步，壓力會變得更大（剛才提過，對於髖關節疼痛的人來說，走路不是一個適合的運動）；而如果不慎跌倒，甚至會給髖關節帶來體重 8 倍以上的壓力！

　　骨關節炎通常會先讓髖關節變得有些僵硬，時間久了就會開始疼痛。因此我們提供動作 8.1，為髖關節提供適當的活動。

**KEY EXERCISE 8.1**　**膝蓋繞圈** LEVEL 1

目標部位：髖關節活動度、
　　　　　肩關節與核心肌力
組　　數：2 組
次　　數：一邊 10 次
休　　息：10 秒

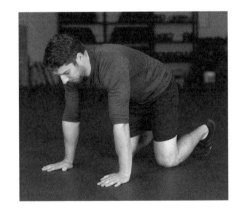

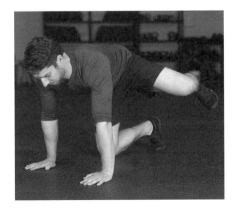

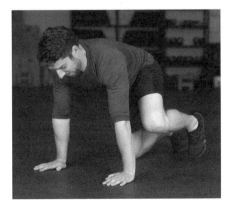

膝蓋繞圈是很棒的下肢活動度訓練動作，可以提升髖關節活動度。這個動作的起始位置就可以訓練肩關節和核心的穩定性，執行動作時也會提升髖關節周遭肌肉的肌力與肌耐力。

**步驟**

1. 先來到四足跪姿。
2. 將一隻腳往側邊抬起，把膝蓋往後移動，再盡可能往前方繞圈。活動度越來越好以後，很可能有辦法讓膝蓋往前碰到手臂。繞完圈後把膝蓋放回起始位置，換邊再做一次。

**Point：**目標是用膝蓋畫一個很大的弧形。髖關節活動度越來越好以後，就可以把這個動作當作訓練前的暖身。如果覺得簡單，可以進階至動作 8.8（登山者式）和動作 8.9（蛙跳）。

　　髖關節唇這個纖維軟骨雖然不屬於骨骼結構，但確實位於髖關節內。髖關節唇受傷可能會導致骨關節炎，而受傷的原因可能是外力衝擊、髖關節內骨頭夾擠或關節鬆弛等等。髖關節唇如果出問題，常常會造成關節發出喀喀聲，或有髖關節被鎖住的感覺；而如果在屈髖的情況下將膝蓋往對側肩膀移動，甚至可能產生刺痛感。如果有類似情況，建議尋求專業醫療協助；而如果已經確定自己能夠訓練，就可以嘗試動作 8.2。

**KEY EXERCISE 8.2**　　**深蹲姿勢** LEVEL 1

目標部位：髖關節、膝關節、　　持續時間：30 秒
　　　　　　踝關節　　　　　　休　　息：20 秒
組　　　數：3 組

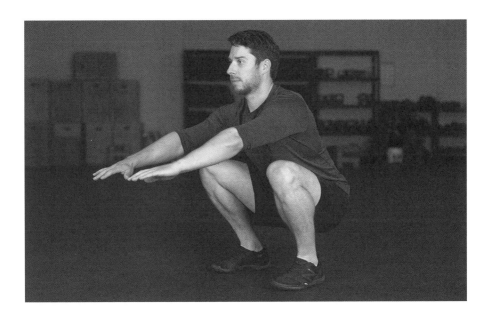

　　能夠做到深蹲姿勢，對維持健全的下肢功能非常重要。如果以正確的方式執行，本動作可以提升髖關節、膝關節、踝關節的活動度。幾乎所有人年輕時都能蹲得很低，但老化加上靜態生活卻一步一步把深蹲的能力吃掉。如果能把這種與生俱來的能力找回來，就能有效做到傷害預防與復健。

**步驟**

1. 雙腳與肩同寬、腳掌貼穩地板，並讓腳尖稍微外八。
2. 雙手手臂往前伸直、眼睛直視前方、頸部保持中立。

3. 屈膝並將臀部往後推，盡可能往下蹲，同時盡量將下背部
   打直。

4. 請參考本動作的圖解，如果你無法達到這個深度，就盡可能
   蹲到最深就好，並盡量維持 30 秒。

**Point：**如果一開始無法做到深蹲姿勢，可以嘗試以下幾個方法：
首先，將雙腳腳跟稍微墊高，頂多 5 公分就好。墊高腳跟可以
減少小腿伸展的需求，讓膝關節往前移動更多，因此可以蹲得
更深。

　　第二，可以讓雙手扶著任何東西（例如 TRX 等懸吊訓練系
統、或是體操吊環），再放心往後往下蹲到深蹲姿勢。這種方
法可以讓部分的體重由扶著的東西承受，讓你在髖關節或踝關
節活動度不足的情況下，還是能做到深蹲姿勢。

## ▍髖關節周遭肌肉／肌腱拉傷

　　如髖關節或大腿周遭肌肉最近曾經因外力受傷或拉傷，建議先
尋求專業醫療評估，再開始執行任何形式的訓練。急性傷害並不屬於
本書的範疇，本書關注的重點是困擾你一陣子、或是反覆出現的小問
題。這些小問題一開始可能只是因為肌肉緊繃或長時間過度使用，但
一直沒有完全改善，使得身體某些部位變得虛弱，甚至容易受傷。

　　現在就讓我們用徒手訓練動作，一步步解決這種小問題，並讓
身體越來越強壯，也越來越不容易受傷吧！

　　任何肌肉都可能因為拉傷或外力而受傷，但髖關節和大腿周遭
肌肉中，最常出問題的包括腿後肌、股四頭肌及內收肌群（大腿內
側）。好消息是，我們在傷害復健與預防時，不需要將這些肌肉孤立

出來訓練。只要執行正確的動作，就能慢慢克服身體的弱點，建立強韌的力量。

　　腿後肌和股四頭肌（股直肌）都跨越髖關節與膝關節，比較容易過度使用或突然拉傷。不良的姿勢、不足的體能、快速動作前缺乏適當暖身、肌肉疲勞等等，都是造成相關部位受傷的可能原因。研究顯示，腿後肌和股四頭肌的肌力失衡，會讓腿後肌受傷的風險增加 4 至 5 倍。受傷可能在一段時間之後就會改善，但就算恢復以後，曾經受傷的部位還是會比較緊繃，或因肌肉縮短而容易再度受傷。有證據指出，應將漸進式且具功能性的伸展動作加入傷後復建計畫。初學者建議從動作 8.3 與 8.4 開始嘗試。

### KEY EXERCISE 8.3　腿後肌伸展 LEVEL 1

目標部位：髖關節活動度、腿　　持續時間：一邊 20 秒
　　　　　後肌柔軟度　　　　　休　　息：20 秒
組　　數：3 組

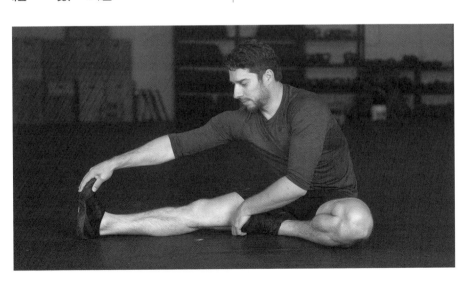

　　腿後肌本身就有因為受傷而疼痛的機會，也有可能造成下背部疼痛，我們會在第十一章討論。腿後肌之所以和下背部疼痛有關，是因為腿後肌的柔軟度，會決定下背部、骨盆、髖關節，以及膝關節的活動能力與範圍。無論是否感到下背部的活動範圍受限，能夠在繃緊臀部的情況下摸到腳趾，是腿後肌柔軟度是否足夠的良好指標。

**步驟**

1. 坐在地板上，讓一隻腳往前伸直，另一隻腳彎曲打橫平放在地板上，腳掌往另一隻腳的大腿延伸。
2. 屈髖讓雙手往前延伸，並維持背部打直，這時候應該會感到伸直腳的大腿後側得到伸展。
3. 盡量讓身體往前伸展腿後肌，維持 20 秒後換邊。

**Point：** 即使訓練計畫中包括提升腿後肌柔軟度的動作，多數人的腿後肌都沒有足夠的伸展，因為日常生活維持坐姿的時間太長。坐姿會讓腿後肌縮短，並降低柔軟度，因為這時候膝蓋會彎曲，而且骨盆會後傾。如果你常常坐著，建議多花點時間執行這個很棒的徒手訓練動作。

### KEY EXERCISE 8.4　腹股溝伸展 LEVEL 1

| 目標部位：髖關節、內收肌群、腿後肌、下背部 | 持續時間：20 秒 |
|---|---|
| 組　　數：3 組 | 休　　息：20 秒 |

　　除了可以加強髖關節周遭肌群的肌力以外，腹股溝伸展也可以確保這些肌群擁有足夠的柔軟度，以減少拉傷的風險。這個動作可以有效提升大腿內側內收肌群的柔軟度。

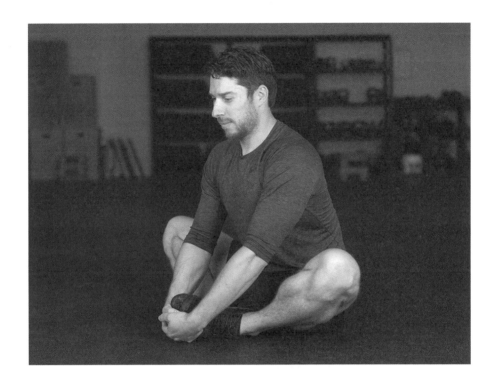

步驟

1. 坐在地板上，雙腳腳掌相對，並用雙手將雙腳盡量往身體
   拉近。如果腳踝外側的骨頭會不太舒服，就在地上放毛巾
   或軟墊。
2. 身體坐直，盡量讓雙腳膝蓋接近地板。可以用大腿外側的肌
   肉把膝蓋往下拉，也可以直接用雙手把膝蓋往下壓。維持這
   個姿勢 20 秒。

**Point：**如果要加強伸展，可以將身體前傾，讓胸口往雙腳靠近，
這樣也會伸展到臀肌和下背部。也可以試著讓前臂平貼地板，
讓髖關節與大腿周遭更多的肌肉獲得伸展。

## 髖關節滑囊炎

　　滑液囊腫脹疼痛可能是因為髖關節直接遭受外力而受傷，但更有可能是因為過度使用或摩擦。髖關節周遭有許多滑液囊，其中至少四個位於臀部肌群之中。充滿液體的滑液囊讓周遭的結構在不過度摩擦的情況下滑動，但是關節周遭力學改變、姿勢壓力、肌肉失衡等因素，可能對滑液囊造成難以負荷的壓力。

　　髂腰肌滑液囊位於髂腰肌下方，我們待會會討論；而大轉子滑液囊（圖 8.5）則將臀大肌與髖關節外側骨頭的部分區分開來。之前提過，臀部肌群周遭的滑液囊，可以為這些肌肉提供緩衝。透過矯正周遭肌肉失衡的狀況，就有機會讓髖關節滑液囊回歸正常的功能與負重能力，這樣就可以正常做動作，並在幾週以內解決滑液囊疼痛的問題。建議使用動作 8.5 來伸展臀部肌群。

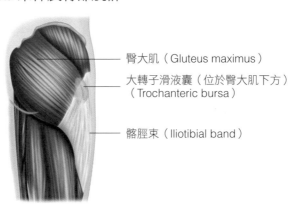

臀大肌（Gluteus maximus）

大轉子滑液囊（位於臀大肌下方）
（Trochanteric bursa）

髂脛束（Iliotibial band）

▲圖 8.5　大轉子滑液囊。

**KEY EXERCISE 8.5**　**臀部伸展** LEVEL 1

目標部位：髖關節、臀肌　　　　持續時間：一邊 20 秒
組　　數：3 組　　　　　　　　休　　息：20 秒

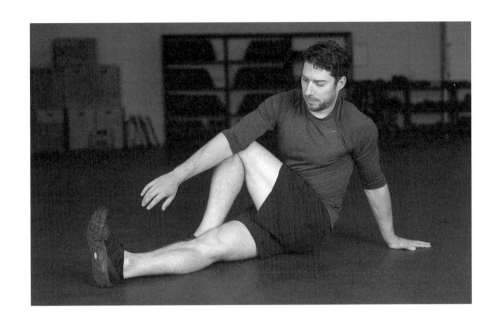

　　臀肌是全身最大且最有力量的肌肉，因此必須適當伸展，才能
維持跑步、跳躍等下肢動作的運動表現。臀肌緊繃會限制髖關節的活
動，導致一連串的問題。臀肌和腿後肌一樣，都必須維持正常的柔軟
度與功能，因為它們是許多下肢動作的力量來源。

步驟

1. 坐在地上，一隻腳伸直、另一隻腳彎曲。
2. 將彎曲腳的腳掌放到伸直腳的膝蓋外側。
3. 將彎曲腳往伸直腳的方向推，感受臀肌伸展，兩邊臀部盡量
   維持相同高度。
4. 在這個姿勢維持 20 秒，然後換邊。

## 髂腰肌症候群

之前提過，髂腰肌有一條肌腱跨越髖關節前側，而髂腰肌滑液囊則位於該肌腱與髖關節中間。髂腰肌症候群的成因可能是滑液囊的摩擦與壓力變大，或是髂腰肌肌腱發炎。現代人普遍有久坐的問題，可能使得髂腰肌長期縮短，造成髖關節力學結構改變，並對腰椎帶來很大的壓力，使得髖關節活動受限甚至疼痛，以及肌腱移動經過周遭結構時，產生喀喀聲或刺痛感。如果能從根源改善髂腰肌縮短（過度收縮）的問題，髖關節和脊椎活動的問題就可能獲得改善，減輕肌腱與滑液囊的壓力。建議從動作 8.6 開始。

**KEY EXERCISE 8.6**　**髖屈肌伸展** LEVEL 1

| 目標部位：髖屈肌、腰椎 | 持續時間：一邊 20 秒 |
|---|---|
| 組　　數：3 組 | 休　　息：20 秒 |

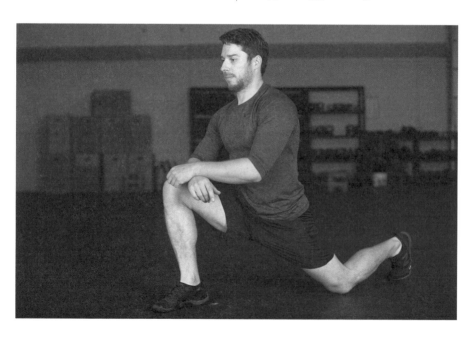

　　只要以正確的方式執行而且持之以恆，髖屈肌伸展很可能是髖關節與下背部最好的動作。髖屈肌包括髂腰肌、股直肌（股四頭肌），這些肌肉一路從腰椎延伸到膝關節以下。做髖屈肌伸展的時候請記住這點，並維持軀幹良好姿勢。現代靜態生活使得很多人這個部位的功能失調，因此讓髖屈肌保持足夠的柔軟度，是減少髖關節與下背部傷害的關鍵。

### 步驟

1. 先來到跪姿，一隻腳往前跨出去，並維持軀幹直立。
2. 身體前傾，想像將臀部往前往下推，並將雙手放在前腳大腿上保持平衡。
3. 這時候後腳大腿前側、前腳髖關節前側、甚至背部深層肌肉都會有伸展感覺。如果感覺不到，可以稍微收緊臀肌，將臀部再往前推以增加伸展感覺。維持這個姿勢20秒，然後換邊。

**Point：**髖屈肌伸展的進步速度會比較快，但有些人可能還是需要一些時間練習。如果想降低動作難度，可以縮短前後腳的距離。如果想增加伸展的感覺，可以把臀部往前推更多，或是把後腳腳掌往臀部的地方拉上來，讓股四頭肌（股直肌）有更多的伸展。如果想增加髂腰肌的伸展，可以讓與後腳同側的那隻手高舉過頭，同時讓身體稍微往後延伸。

# 改善髖關節功能的徒手訓練動作

**KEY EXERCISE 8.7** **梨狀肌滾筒放鬆與伸展** LEVEL 2

目標部位：髖關節
組　　數：3 組

持續時間：一邊 20 至 30 秒
休　　息：30 秒

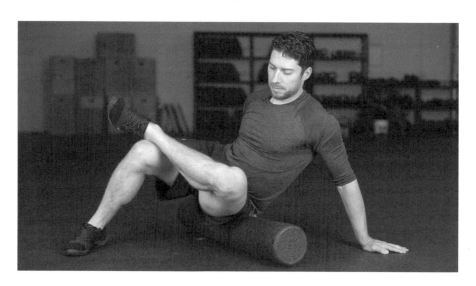

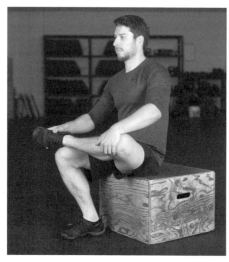

　　訓練計畫如果包含深蹲和弓箭步等動作，可能會讓臀部深處的梨狀肌緊繃甚至發炎，這時候可能會出現類似坐骨神經痛的症狀。放鬆梨狀肌可以有效改善這個狀況，可以使用滾筒或網球。不過做起來可能會不太舒服，一開始建議慢慢來。

步驟

1. 坐下來，讓右腳放在左大腿上，就像翹二郎腿一樣。

2. 坐在滾筒上，讓梨狀肌接觸滾筒。如果位置正確，你應該會立刻有感覺，因為會感到有點疼痛，或是有一種臀部深處緊繃的感覺。

3. 在這個點滾動 20 至 30 秒，然後換邊。

4. 兩邊都按摩完後，再做靜態伸展。坐在一張椅子上，一隻腳掌放在地板，另一隻腳屈膝 90 度。

5. 將屈膝腳放在地板腳的大腿上，這時候會感受到臀部深處梨狀肌的伸展，並維持軀幹打直，全程保持深呼吸，維持伸展 20 秒後換邊。

**Point：**使用滾筒放鬆梨狀肌可能會很痠痛，一開始建議使用較軟的滾筒，越來越有經驗後再改用較硬的滾筒。也可以使用網球（之後再進階成棒球或板球）來真正放鬆深層肌肉，不過這樣會讓疼痛感增加許多，因此建議比較有經驗後再考慮執行。

### KEY EXERCISE 8.8　登山者式 LEVEL 2

| 目標部位：髖關節 | 持續時間：一邊 10 下 |
|---|---|
| 組　　數：3 組 | 休　　息：30 秒 |

用力爬起來！登山者式是很棒的全方位心肺訓練動作，常出現在訓練營或團體訓練課程。只要稍微做點變化，登山者式也可以有效提升髖關節活動度與周遭肌肉的力量。登山者式比本章其他的伸展動作還要激烈一些，所以如果不太有訓練經驗，請小心執行。

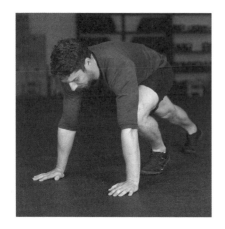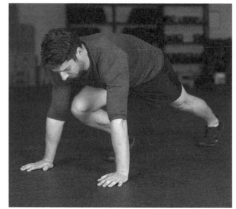

步驟

1. 先來到伏地挺身的起始位置，一隻腳往後延伸，另一隻腳則盡量放在手掌的外側。

2. 雙手手臂打直，雙腳跳離地面，並讓前後腳交換位置。

3. 一邊做 10 下，也就是總共要做 20 下，每起跳 1 次算 1 下。

**Point**：登山者式的目的是提升髖關節活動度與周遭肌肉的力量，所以不用做太快，建議用緩慢且有控制的步調來執行。可能會需要一段時間的練習，才能讓髖關節活動度達到圖片中示範的水準。如果活動度不太夠，可以先將彎曲腳往後伸直，再將另一隻腳往手臂的方向踩。持續練習，很快就可以達到該有的活動度。

**KEY EXERCISE 8.9**　**蛙跳** LEVEL 2

目標部位：髖關節　　　　　　　次　　數：10 次
組　　數：3 組　　　　　　　　休　　息：30 秒

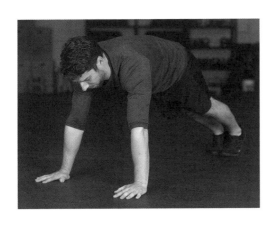
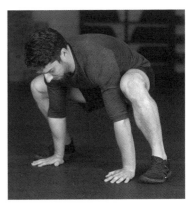

　　從有氧的角度來看，蛙跳算是登山者式的進階版。不過蛙跳也可以用有控制的方式來執行，專注在髖關節活動度與周遭肌肉力量的提升。蛙跳一樣屬於動態訓練動作，和先前提到的伸展與滾筒放鬆不太一樣。

**步驟**

1. 先來到伏地挺身的起始位置，雙手與肩同寬平貼地板。
2. 兩隻腳往前跳，目標是讓雙腳來到雙手手掌外側。如果活動度不夠，就盡量來到這個位置就好。
3. 暫停一秒後將雙腳往後跳回起始位置，這樣算一次動作。

**Point：**如果要降低難度，可以將雙手放在墊高的平台上，這樣可以讓你循序漸進提升髖關節活動度，對於曾經受過傷的人特別有幫助。只要持續練習，就可以慢慢降低雙手的高度。

**進階與變化：**如果要讓蛙跳變成一個更全面的體能訓練，同時提升髖關節和下背部的動態活動度，可以試著在每次蛙跳後將雙手往前延伸一段距離，每次讓雙腳跳到手臂旁邊後，就再把手臂往前延伸，再讓雙腳往前跳。除了往前跳以外，也可以往後跳，也就是雙手推地同時讓雙腳往後跳，再讓手臂往後找到雙腳，再往後跳。

**KEY POINT** ////

蛙跳是我們最喜歡的動作，讓很多人髖關節和下背部長期僵硬或疼痛的狀況都獲得改善。不過還是建議循序漸進！

## 髖關節目標動作

　　與其他章節一樣，接下來我們將討論目標動作。這些動作除了提升髖關節活動度與周遭肌肉的力量以外，也可以讓你知道自己的體能狀況。以下動作都以先前提過的動作為基礎，只是動作範圍與力量的要求更大而已。

**KEY EXERCISE 8.10** **徒手深蹲** LEVEL 1

| 目標部位：髖關節、膝關節、踝關節 | 次　　數：10 至 20 次 |
|---|---|
| | 休　　息：30 至 45 秒 |
| 組　　數：3 組 | |

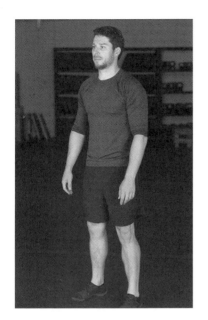
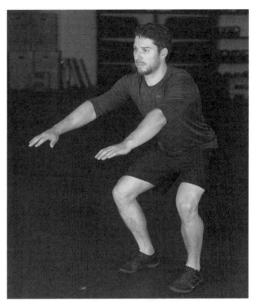

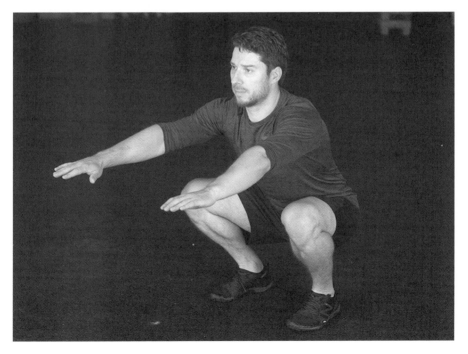

徒手深蹲可能是提升下肢肌力與活動度的最佳動作,因為屬於複合式動作。所謂複合式動作的意思是許多關節和肌群會同時運作,讓全身的肌力與活動度都有很大的進步空間,打造出韌性最佳的身體。

**步驟**

1. 雙腳與肩同寬,腳尖方向稍微外八。
2. 臀部後推、膝蓋彎曲,來到深蹲的姿勢,並讓雙手往前延伸來維持平衡。
3. 繼續讓身體往下蹲,並讓膝蓋往腳趾的方向推出去。
4. 維持下背部打直與繃緊、頸椎中立、視線朝向前方。
5. 在肌力與活動度許可的前提下盡可能蹲低。理想上,深蹲的最低點應該要和圖片中一樣深。
6. 停留一秒,再站回到起始位置,這樣算一次動作。

**Point**:徒手深蹲看起來很簡單,但可能需要花點時間學習才能做得好。除了肌力以外,多數人可能會遇到活動度的挑戰。深蹲姿勢(動作 8.2)對做好徒手深蹲很有幫助,當然本章提到的各種下肢伸展動作也會有幫助。

如果是踝關節活動度受限,可以將腳跟墊高在 2.5 公分左右的平台上。你可以使用任何東西墊高腳跟,只要這個東西夠穩固就好。腳跟墊高以後,就可以減少踝關節活動度的需求,因此就能在維持良好姿勢的情況下蹲得更低。越來越進步以後,就可以拿掉這個墊高的東西,直接執行完整的動作。

**KEY EXERCISE 8.11**　**鴨子走路** LEVEL 3

目標部位：髖關節
組　　數：3 組

次　　數：10 至 20 下
休　　息：30 至 45 秒

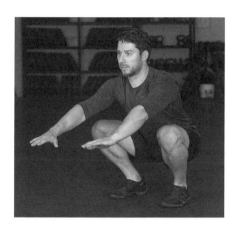
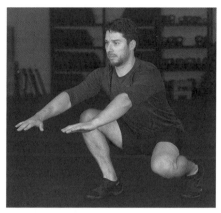

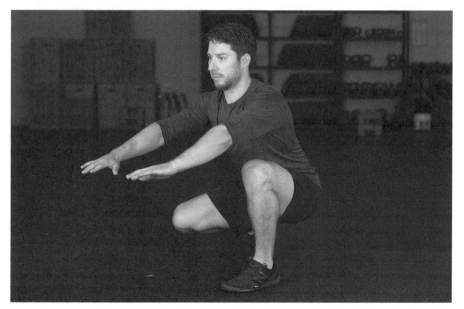

鴨子走路是測試髖關節活動度與周遭肌肉力量的好動作，可視為是深蹲姿勢（動作 8.2）的自然進階動作。顧名思義，這個動作就是要模仿鴨子走路，在走路的時候盡可能讓臀部接近地板，並讓髖關節做出最大的動作幅度。

**步驟**

1. 先來到深蹲姿勢，並讓雙手放在舒服又能輔助平衡的位置。
2. 維持重心壓低往前跨步，建議每步跨小步一點，避免臀部抬太高。
3. 前腳踩地的同時讓後腳腳跟離地並往前跨，這時候可能會需要稍微扭轉髖關節。
4. 繼續往前走到預設的次數，休息一下再繼續。

**Point：**如果無法依據上述的說明執行鴨子走路，就在活動度許可的情況下盡可能蹲低，並用這個姿勢來走路。肌力和活動度越來越好以後，應該就能讓臀部的位置越來越低，做到該有的動作幅度。也建議花點時間練習深蹲姿勢，來提升髖關節的活動度。

膝關節

# 膝關節簡介

　　膝關節和髖關節不同，骨骼之間沒有深層的連結，因此穩定性相對不佳。膝關節的結構，是股骨下緣球狀的部分坐落在脛骨上緣的平坦部分。從坐姿站起來的時候，移動的股骨會滾動到脛骨上緣的前方，同時也會往後滑動。而因為滑動的幅度不會受到骨頭的限制，膝關節的韌帶就必須跳出來維持骨頭之間的相對位置。而踢足球的時候骨頭移動的方向則剛好相反，這時候脛骨會往前滾動並滑動到股骨前方，而韌帶當然也必須確保小腿不會跟球一起被踢出去。

　　膝關節的結構比表面上看起來更複雜，光是瞭解個別骨頭與韌帶的功能，還不足對膝關節有全盤認識。本章將介紹膝關節獨特的各種結構，並解釋容易受傷的原因。

# 膝關節構造

## ▌被動結構

　　膝關節會將重量從大腿傳到小腿，同時讓身體做到走路、跑步、跳躍等動作。這些動作大多都發生在膝關節裡面的特定關節，也就是股骨（大腿骨）與脛骨（小腿骨）連結的地方。膝關節還有一個非常重要的關節，也就是股骨與髕股（膝蓋骨）連結的地方。圖 9.1 說明這些關節與骨頭之間的關係。除了上述兩個關節以外，較細長的腓骨與脛骨也組成了一個活動程度較低的關節。

　　伸膝和屈膝時，髕股關節讓髕骨來到股骨底端的上方，也將膝關節前方周遭肌肉所產生的力量分配到其他相關位置。而脛骨與股

骨組成了所謂「真正的」膝關節，則負責多數膝關節的常見功能。這個關節屬於樞紐關節，協助完成屈膝與伸膝的動作，讓我們可以深蹲、坐下、起立等等。這些動作的範圍限制，通常並非來自膝關節的骨頭形狀，而是來自綁住這些骨頭的韌帶。圖 9.2(a) 說明膝關節的主要韌帶。

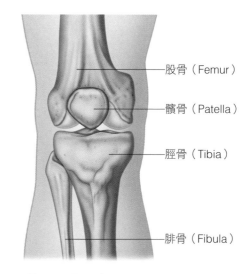

▲圖 9.1　右腳膝關節骨頭分布（前側觀）

股骨（Femur）

髕骨（Patella）

脛骨（Tibia）

腓骨（Fibula）

　　膝關節的韌帶包括外側副韌帶（LCL）、內側副韌帶（MCL），以及前十字韌帶（ACL）和後十字韌帶（PCL）這兩個比較有名的韌帶。這些韌帶都是膝關節中容易受傷的部位，稍後會逐一討論。

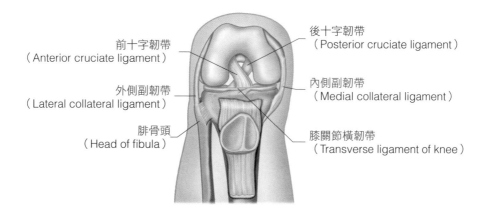

前十字韌帶
（Anterior cruciate ligament）

外側副韌帶
（Lateral collateral ligament）

腓骨頭
（Head of fibula）

後十字韌帶
（Posterior cruciate ligament）

內側副韌帶
（Medial collateral ligament）

膝關節橫韌帶
（Transverse ligament of knee）

▲圖 9.2a　膝關節的韌帶（右腳膝蓋屈膝 90 度的前側觀）

徒手訓練
解痛全書

　　原本平坦的脛骨頂端，因為兩個環狀軟骨結構而變得相對厚實，同時為膝關節提供穩定性與緩衝的效果。這些軟骨就是所謂的半月板，如圖 9.2(b) 所示。半月板也相當容易受傷，我們之後也會進一步討論。

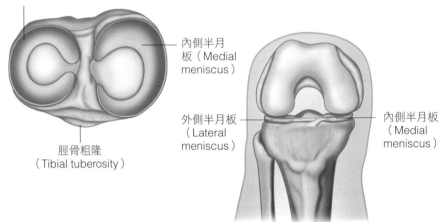

外側半月板（Lateral meniscus）

內側半月板（Medial meniscus）

脛骨粗隆（Tibial tuberosity）

外側半月板（Lateral meniscus）

內側半月板（Medial meniscus）

▲圖 9.2b　半月板鳥瞰圖（以及右腳前側觀）

**KEY POINT** ////
膝關節的可動部分由兩個主要關節組成，一個位於脛骨與股骨之間，另一個則位於膝蓋骨與股骨之間。

　　膝關節大約有 11 至 14 個滑液囊，是關節囊與滑液的延伸。滑液囊位於膝關節可動結構的周圍，可以避免關節中可動部位相互摩擦。不過滑液囊也可能受到過度的摩擦與壓力，因而產生問題，我們之後也會進一步討論。

## 主動結構

　　膝關節的四周都是肌腱或類似肌腱的結構，讓股骨下端更能穩定坐落在平坦的脛骨上端。支撐膝關節的肌肉至少有 12 條以上，這些肌肉會收縮協助完成膝關節的動作。圖 9.3 說明膝關節周遭的些許肌肉，其中一些比較知名的肌肉包括組成腿後肌與股四頭肌的肌肉。一般來說，通過膝關節前方的肌肉收縮時會讓膝關節伸展，而通過膝關節中線後方的肌肉收縮時則會讓膝關節彎曲。

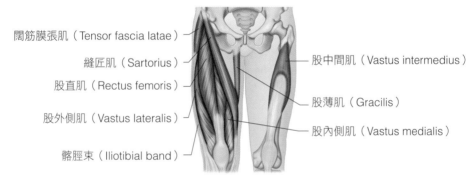

闊筋膜張肌（Tensor fascia latae）
縫匠肌（Sartorius）
股直肌（Rectus femoris）
股外側肌（Vastus lateralis）
髂脛束（Iliotibial band）

股中間肌（Vastus intermedius）
股薄肌（Gracilis）
股內側肌（Vastus medialis）

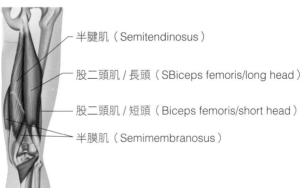

半腱肌（Semitendinosus）
股二頭肌 / 長頭（SBiceps femoris/long head）
股二頭肌 / 短頭（Biceps femoris/short head）
半膜肌（Semimembranosus）

▲ 圖 9.3　膝關節周遭肌肉

對膝關節產生作用的肌肉，並不只有圖 9.3 有列出的肌肉。和上肢一樣，下肢也有許多跨越兩個以上關節的肌肉，而膝關節周遭的肌肉當然也不例外。有些肌肉的起點在髖關節上方，終點在膝關節下方不遠處；而有些關節則起始於膝關節，終點則在踝關節（詳見第十章）下方，例如腓腸肌和蹠肌。跨越兩個以上關節的肌肉常常必須同時扮演兩種角色，因此更容易因為張力或長期壓力而受傷。舉例來說，這些肌肉可能必須在穩定某一個關節時移動另一個關節，同時穩定兩個關節來抵抗外力，或同時移動兩個關節。透過徒手訓練動作來加強膝關節周遭肌肉的活動度與穩定性，可以有效預防受傷。

**KEY POINT** ////

一般來說，通過膝關節前方的肌肉收縮時會讓膝關節伸展，而通過膝關節中線後方的肌肉收縮時則會讓膝關節彎曲。

膝關節周遭的肌肉會先合併於肌腱，接著再附著在骨頭上。有許多肌腱穿過膝關節，包括腿後肌群的三條長肌腱、股四頭肌的一條髕韌帶。除了這些常見的肌腱以外，在膝關節外側也有一條髂脛束（ITB），膝關節內側也有三條肌肉（鵝掌肌）組成的肌腱結構。以上肌肉與肌腱都是容易受傷的部位，接下來會探討各部位的常見問題。

## 膝關節常見問題

我們小時候幾乎每天都會做到完整幅度的屈膝與伸膝，不過成年以後，膝關節的活動範圍通常會越來越小，長時間下來某些部位所

受到的負荷、伸展與潤滑就會慢慢減少。現代人無法深蹲、跪下或蹺腳坐的原因很多，但也很有可能是因為一陣子沒有「練」這些動作。長此以往，就容易陷入僵硬與疼痛的惡性循環，使得膝關節功能每況愈下。

**KEY POINT** ////

我們小時候幾乎每天都會做到完整幅度的屈膝與伸膝，讓膝關節經常得到適當的負荷、活動及潤滑效果。

　　我們即將探討如何使用徒手訓練動作，來打破膝關節疼痛與功能失調的惡性循環，讓你重獲健康的膝關節，並真正擁有可以自由移動的人生。

## 膝關節炎

　　股關節炎最常出現在膝關節。截至本章寫作的時間為止，英國45 歲以上的人口中，大約 18% 患有膝關節炎。不過，並非所有膝關節炎患者都會感到疼痛或活動受限。美國 65 歲以上的人口中，大約12% 患有較為嚴重的膝關節炎。除了關節炎末期或相當嚴重的關節炎（出現在 65 歲以下的比例並不高）以外，膝關節疼痛、僵硬或功能異常都可以透過一種特效藥來解決。這種特效藥的療效有研究支持，而且包括英國等世界上許多國家，都在國民衛教中特別強調這種特效藥的功效。什麼藥物那麼神奇？沒錯，答案就是「運動」。只要符合個人需求，運動可以有效控制並降低膝關節炎的相關影響。在探討哪些徒手訓練動作能有效預防或治療關節炎以前，讓我們先簡短探討骨關節炎的本質。

膝關節炎有一個科學認證的特效藥，就是運動。

　　骨關節炎和類風濕性關節炎很不一樣，因此處理方式也不同。如果你不確定自己罹患的是哪一種狀況，建議尋求專業的醫療協助。骨關節炎會影響關節健康，主要是因為磨損造成骨頭末端的軟骨變薄或變粗糙，受損的軟骨可能導致關節發炎腫脹。骨關節炎也可能讓關節變厚，或因為新骨頭的生成而導致原本關節變形。骨關節炎通常會對關節造成間歇性的疼痛，如果處在疼痛急性期，建議尋求專業醫療協助；如果不會疼痛，就可以執行一些針對關節健康設計的訓練動作，包括特定的徒手動作。我們建議從動作 9.1 開始。

**KEY EXERCISE 9.1**　　**深蹲** LEVEL 1

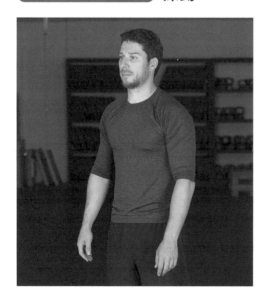

目標部位：膝關節、髖關節
組　　數：3 組
次　　數：5 至 20 次
休　　息：45 秒

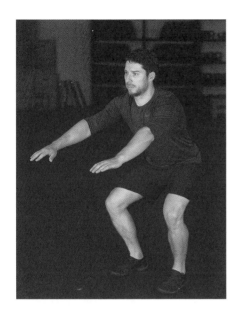 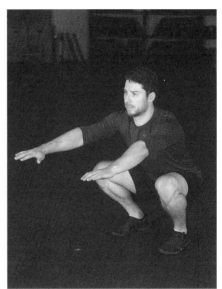

　　深蹲是很基本的下肢訓練動作，只需要自身體重以及良好的動作品質，就可以得到很棒的效果。建議以髖主導的方式，讓髖關節和膝關節從低點的屈曲位置，直接延伸讓身體站直。我們將深蹲列入訓練動作之一，因為骨關節炎會影響屈膝，而深蹲正好可以加強屈膝的功能，也可以訓練膝關節周遭肌肉，避免因為缺乏活動而退化。

**步驟**

1. 雙腳腳跟與肩同寬，雙手抱胸或伸直向前。腳趾往外大約 30 度角，或找到覺得舒服的角度。
2. 屈膝、將背部打直、抬頭並往前看，同時將臀部往後往下坐。往下的過程中稍微將膝蓋往外打開，讓髖關節有更多的活動空間。動作全程將腳掌貼穩地板。
3. 在活動度與力量允許的前提下盡可能蹲低。越來越進步以後，就可以讓髖關節低於膝關節。可能會需要點時間，請保持耐性。

4. 蹲到底部以後,將臀部往前延伸並把膝蓋打直,這樣可以訓
   練到大腿內收肌群。

**Point:**深蹲是一個相當複雜的動作,必須維持良好的動作品
質,因此要注意身體位置,並不要讓膝關節承受太大壓力。肌
力和活動度越來越好後,可以嘗試越蹲越低。

**其他建議動作:**動作 8.2（深蹲姿勢）

## 髕骨股骨疼痛症候群

　　髕股股骨疼痛症候群（PFPS）的症狀是膝關節前側疼痛（圖
9.4）。疼痛部位可能是髕骨下方,也可能是膝關節周遭隱隱作痛。
PFPS 的成因多半是因為髕骨（膝蓋骨）後側與股骨（大腿骨）下端
的摩擦,通常是在排除其他特定問題後,才會確診為 PFPS。如果不
確定自己的狀況,建議尋求專業醫療協助。

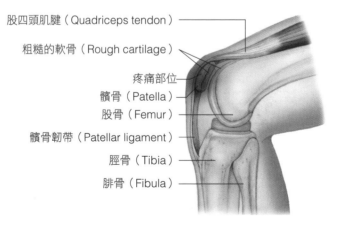

股四頭肌腱（Quadriceps tendon）
粗糙的軟骨（Rough cartilage）
疼痛部位
髕骨（Patella）
股骨（Femur）
髕骨韌帶（Patellar ligament）
脛骨（Tibia）
腓骨（Fibula）

▲圖 9.4　髕骨股骨疼痛症候群

　　PFPS 多半是髕股關節壓力過大所造成，壓力過大的原因可能是肌肉張力失衡、軟組織結構緊繃、從事不習慣的身體活動，或是下肢姿勢改變造成的力學壓力等等。

　　第一線的治療方式是避免壓力繼續累積，並使用伸展和運動等方式來強化腿部和臀部的肌肉。我們強烈建議將動作 9.2 加入訓練課表。

**KEY EXERCISE 9.2**　**股四頭肌伸展** LEVEL 1

目標部位：膝關節、股四頭肌　｜　次　　數：一邊 20 至 30 秒
組　　數：3 組　　　　　　　｜　休　　息：20 秒

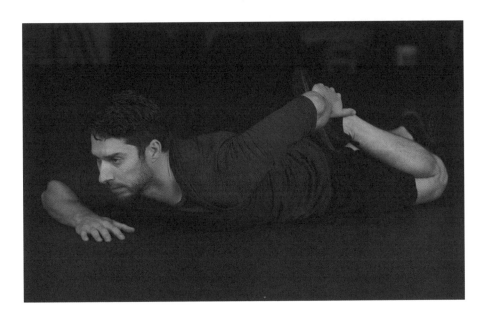

　　維持膝關節的活動以及周遭肌群的柔軟度，可以有效減少髕股關節的壓力。股四頭肌伸展可以有效提升大腿前側的柔軟。

**步驟**

1. 俯臥在地，將一隻手的前臂放在地上，稍微抬起胸部和肩膀。

2. 一隻腳打直，將另一隻腳的腳跟拉向臀部，並用手抓住彎曲腳的腳跟。

3. 將腳拉往臀部的方向，盡量讓腳跟碰到臀部，直到大腿前側的股四頭肌感受到伸展。建議做到有點不舒服，但不至於疼痛的程度。

4. 維持 20 至 30 秒後換邊。

**Point：** 如果你大腿前側的柔軟度不佳，就一定要做股四頭肌伸展。一開始先量力而為，之後再慢慢增加伸展幅度。

**其他建議動作：** 動作 8.3（腿後肌伸展）、動作 8.4（腹股溝伸展）、動作 8.6（髖屈肌伸展）。

## 膝關節韌帶傷害

我們在本章開始時提過，膝蓋周圍有四條主要韌帶，可以避免膝關節產生過度的活動範圍。這四條韌帶包括前十字韌帶、後十字韌帶、內側副韌帶、外側副韌帶（圖 9.5）。兩條十字韌帶位在膝關節內側，一前一後負責穩定膝關節的活動。

大體來說，前十字韌帶與後十字韌帶的功能，是共同防止脛骨與股骨之間產生過多的前後位移。這兩條韌帶也能承受扭轉方向的力道，因此任何與膝關節扭轉或過度伸展（過度打直）相關的傷害，都可能讓兩條十字韌帶受傷；而因為膝關節力學角度的關係，前十字韌帶的受傷機率最高。如果目前的傷害屬於急性期，建議尋求專業的醫

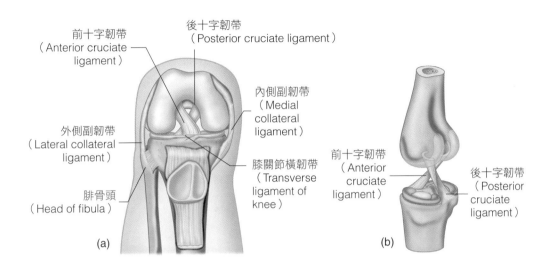

前十字韌帶
（Anterior cruciate
ligament）

後十字韌帶
（Posterior cruciate ligament）

內側副韌帶
（Medial
collateral
ligament）

外側副韌帶
（Lateral collateral
ligament）

膝關節橫韌帶
（Transverse
ligament of
knee）

腓骨頭
（Head of fibula）

前十字韌帶
（Anterior
cruciate
ligament）

後十字韌帶
（Posterior
cruciate
ligament）

(a)　　　　　　　　　　　　　　(b)

▲圖 9.5　膝關節四條主要韌帶。(a) 右腳前側觀；(b) 右腳後側觀

療協助；而如果現在膝關節的穩定性不佳，但經醫師評估後不需要特別的治療，建議將動作 9.3 納入訓練計畫。如果你的前十字韌帶曾經受傷，現在想要提升韌帶的韌性，就必須執行動作 9.3。

**KEY EXERCISE 9.3**　**抗力球腿後勾** LEVEL 2

目標部位：膝關節、腿後肌　　　次　　數：10 次
組　　數：3 組　　　　　　　　休　　息：20 秒

　　這個動作需要一顆抗力球，但也可以用足球或籃球來執行，不過會比較困難。抗力球腿後勾可以增加腿後肌在負重情況下拉長的能力、控制膝關節的伸展，並透過不穩定表面來加強膝關節的穩定性。

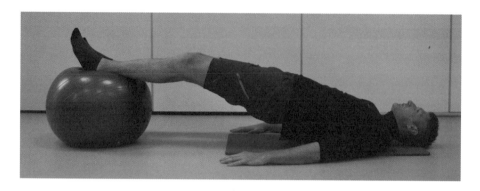

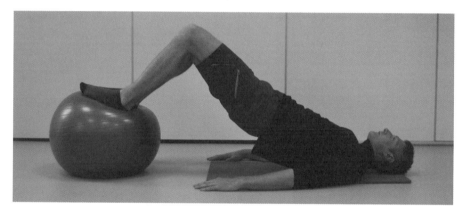

步驟

1. 仰躺在地上、雙腳伸直並將腳跟放在抗力球上。用臀肌和腿後肌的力量，將臀部抬離地面，這時候會有一部分的體重由肩膀後側承受，但不要讓頭部或頸部承受太大壓力。請盡量控制身體穩定，因為球可能會稍微左右移動。雙手手掌與手臂平貼地面，以增加穩定性。

2. 肩膀與手臂貼穩地板，腿後肌用力「勾」，把球帶往臀部的方向，同時盡可能維持身體穩定與平衡。

3. 慢慢將球滾回起始位置，這時候會感受到腿後肌在有壓力的

情況下慢慢拉長。差不多回到起始位置時，不要讓膝關節完全延伸，並全程保持肩關節穩定。回到起始位置後，再做下一次動作。

**Point：** 可以嘗試各種不同大小的抗力球來挑戰身體的穩定性，甚至也可以用籃球大小的球來做腿後勾。另外也可以調整動作的速度，讓膝關節得到更全方位的伸展。如果想要挑戰自我，可以試試看單腳抗力球腿後勾！

**其他建議動作：** 動作 11.14（輪式）。

副韌帶位於膝關節的兩側，負責控制內側與外側的穩定。外側副韌帶較短且較粗，距離關節稍微遠一些；內側副韌帶則較細且較平，比較接近關節的側邊，比較容易因外力而受傷。如果內側副韌帶有長期不穩定的狀況，或想減少受傷的機率，可以試試看動作 9.4。

### KEY EXERCISE 9.4　**雙腳夾球 V 字** LEVEL 3

| | |
|---|---|
| 目標部位：核心與大腿內收肌群 | 次　數：5 至 10 次 |
| 組　數：3 組 | 休　息：30 秒 |

V 字這個動作本身就包含仰臥起坐與大腿伸展，加上球後會讓這個動作變得更困難。建議使用接近足球大小的球，讓雙腳輕輕夾住球，這樣會對膝關節內側施加些許壓力，並啟動大腿內收肌群。執行動作的過程中，大腿內收肌群會全程啟動來支撐內側副韌帶，讓膝關節得以正常伸屈。

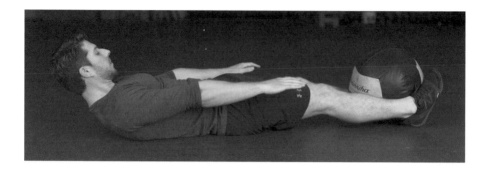

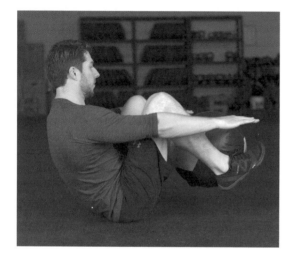

**Point：**如果覺得核心力量不夠，可以讓整個背部貼住地板，只讓夾緊球的雙腳上下移動就好；但如果覺得這個動作太簡單，可以使用更重的球，或改變球的大小。

**其他建議動作：**動作11.10（側棒式）

步驟

1. 仰躺在地板，雙腳夾著球。
2. 繃緊核心，讓上背部離開地板。雙手維持在身體兩側，以減少軀幹的槓桿壓力。
3. 腹部用力繼續將軀幹抬離地面，同時將膝蓋帶往胸口的方向，同時雙腳穩穩把球夾住。
4. 膝蓋幾乎與胸口接觸時，暫時維持這個姿勢，再慢慢回到起始位置，之後再做下一次動作。最重要的是，動作全程都要讓雙腳穩穩把球夾住。

## 膝關節軟骨問題

　　膝關節周遭的軟骨有兩種，分別是關節軟骨與纖維軟骨。關節軟骨較為平滑，位於骨頭之間，可以減少關節移動時所產生的摩擦；而纖維軟骨則組成新月形狀的半月板。半月板位於脛骨的頂端，可以吸收股骨下緣產生的衝擊。半月板也具備軟骨的結構，會因為長時間使用而慢慢磨損，在老化的過程中可能會出現問題。年輕人的半月板雖然比較沒有過度使用的問題，也有可能直接因為外力而產生撕裂傷，最常見的原因是過度的扭轉動作（圖 9.6）。

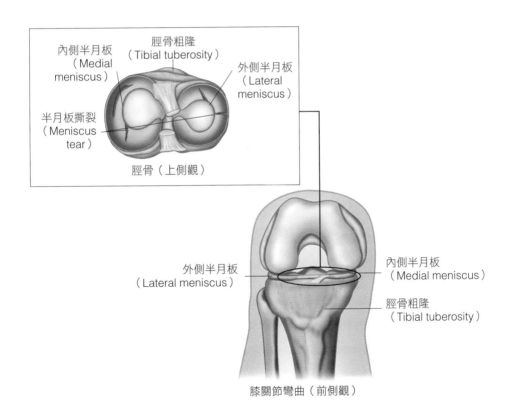

▲圖 9.6　半月板撕裂

內側半月板承受的壓力較大，也更能做出扭轉的動作，因此受傷的機率比較高。

如果醫師建議訓練周遭肌肉來處理半月板的問題，或純粹想降低該部位的受傷機率，建議執行關鍵 9.5。

**KEY EXERCISE 9.5** **單腳深蹲** LEVEL 2

單腳深蹲能有強化膝關節周遭的肌肉，但最主要的好處是提升膝關節的穩定性與活動度。初學者可能會覺得很困難，所以我們建議先從幅度較小的動作開始，先把重點放在關節的平衡與控制，這樣就能有效保護半月板軟骨。越來越進步以後，再慢慢增加動作範圍，對周遭肌肉的力量就會有更好的提升效果。

**步驟**

1. 單腳站立，另一隻腳往前伸直，雙手往前延伸來輔助平衡。
2. 屈膝往下蹲，雙腳腳掌貼穩地板，並盡量將身體往後往下坐。
3. 下蹲過程中將抬起來的腳往前伸直，這樣可以同時強化膝關節周遭的肌肉。
4. 在活動度允許範圍內盡量往下蹲，最多可以讓大腿後側與小腿接觸。
5. 暫停一秒後，用股四頭肌和臀肌的力量站起來，回到起始位置，這樣算一下動作，然後再換邊。

**Point：**單腳深蹲是相當困難的動作。建議先從較小的動作幅度開始，有必要的話也可以使用工具來協助平衡。不過我們建議盡量不要使用工具輔助，寧可先犧牲下蹲的深度，這樣才能真正訓練到穩定性與控制力。

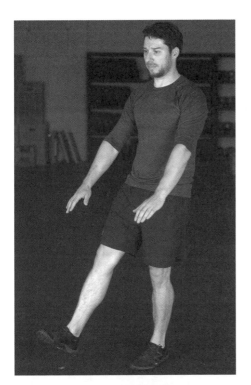

目標部位：膝關節、股四頭肌、
　　　　　臀肌
組　　數：3 組
次　　數：一邊 2 至 5 下
休　　息：30 秒

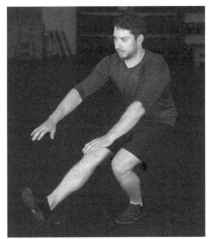

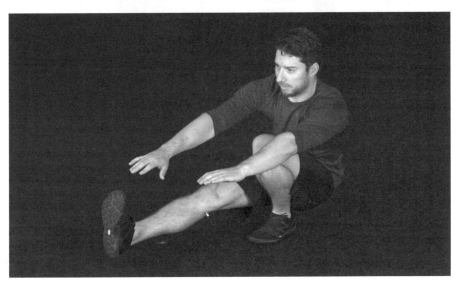

## 髂脛束症候群（跑者膝）

髂脛束屬於筋膜，是一條很厚的結締組織，起點是大腿的上端，沿著大腿外側一路跨越膝關節，連接到脛骨外側的上端。髂脛束在膝關節產生動作時扮演穩定與支撐的重要角色，同時也連結臀部、髖關節、大腿等部位的大肌群。膝關節不斷屈伸時，特別在有負重的情況下（例如跑步和騎自行車時），髂脛束位於股骨下端側面骨頭突出部分會一直產生摩擦（圖 9.7），嚴重的話會造成發炎與疼痛，從靜態開始產生動作的瞬間特別明顯。

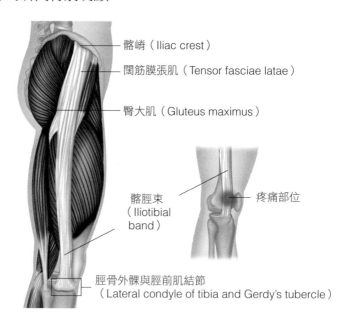

髂嵴（Iliac crest）

闊筋膜張肌（Tensor fasciae latae）

臀大肌（Gluteus maximus）

髂脛束（Iliotibial band）

疼痛部位

脛骨外髁與脛前肌結節（Lateral condyle of tibia and Gerdy's tubercle）

▲ 圖 9.7　髂脛束症候群

髂脛束症候群相當棘手，而且正如名稱（跑者膝）所示，好發於跑者身上，通常是跑者膝關節外側疼痛的主因。除了跑者之外，自行車騎士、有在訓練深蹲的人、甚至是沒有運動習慣的人都可能患有髂脛束症候群。

　　預防勝於治療，動作 9.6 可以提供輔助，讓膝關節能夠在完整的動作幅度下規律訓練。另外，建議先建立良好的肌力與控制基礎，再加上額外的負荷與較多的動作次數。如果你現在就有髂脛束症候群，必須先處理症狀再開始執行復健訓練動作；而如果疼痛屬於急性期，建議先尋求專業的醫療協助。

**KEY EXERCISE 9.6**　**髂脛束滾筒放鬆** LEVEL 1

目標部位：髂脛束　　　　　次　　數：一邊 30 秒
組　　數：3 組　　　　　　休　　息：30 秒

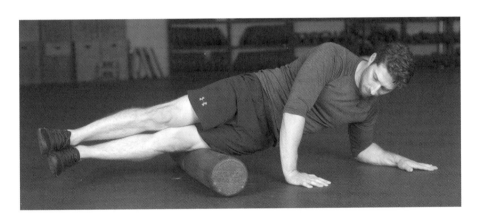

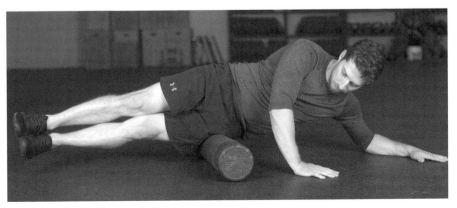

　　髂脛束伸展是一個有爭議的議題，所以這邊要先討論髂脛束這條纖維帶的活動度與周遭結構。髂脛束滾筒放鬆可能有助於修復或提升周遭結構的活動度。在放鬆的過程中，髂脛束可能移動到膝關節外側的位置，讓這個部位感到相當疼痛。因此我們建議在不會不舒服的前提下，微調壓在滾筒上的體重。

**步驟**

1. 身體側躺在地板，將大腿外側壓在滾筒上方。
2. 雙手支撐體重，開始上下滾動。
3. 將雙腳併攏並收緊，可能有助於穩定性。如果找到痠痛點，就多花些時間按壓這些位置。另外，也可以將上面那隻腳放在地板，來支撐一部分的體重。
4. 持續按壓 30 秒後換邊。

**Point：**和其他滾筒放鬆動作一樣，如果發現會因為太痠痛而影響動作執行，就換成比較軟的滾筒；而如果可以忍受，則可以換成比較硬的滾筒。

**其他建議動作：**動作 8.5（臀部伸展）、動作 9.10（髂脛束鬆動）。

## 滑囊炎

　　我們在本章稍早曾經提過，膝關節可能會有 11 至 14 個滑液囊。有些滑液囊比較容易受傷，原因通常是遭受較大的摩擦或壓力，這時候滑液囊就會產生腫脹與疼痛。滑液囊當然也可能因為直接的撞擊而受傷，但這不屬於本書的討論範圍。

　　膝關節周遭較常受傷的滑液囊包括膝蓋骨前滑液囊、髕骨下滑

囊、鵝掌滑液囊。膝蓋骨前滑囊炎就是所謂的女僕膝，而髕骨下滑囊炎則是所謂的教士膝，另外也有水管工膝等其他以職業命名的膝關節病變，你看看這世界有多危險！我們建議避開所有可能造成膝關節傷害的原因，並在必須採取跪姿時使用軟墊。如果處在膝關節滑囊炎的急性期，建議尋求專業的醫療協助，沒有任何一種特定的徒手訓練動作可以專門改善滑囊炎。

**KEY POINT** ////

預防始終勝於治療，建議訓練出強壯的膝關節，讓關節可以在完整的活動範圍自由移動。

## 膝蓋肌肉與肌腱問題

　　腿後肌疼痛是許多運動員的噩夢，會影響的動作包括踢足球、跑步、下肢訓練動作，甚至一般日常生活動作，例如撿起地上的東西或綁鞋帶等等。腿後肌橫跨兩個關節，相當容易受傷，原因通常是太突然的伸展或收縮。如果傷害沒有根治，可能就會造成長期腿後肌緊繃疼痛，導致肌肉張力失衡，腿後肌太過緊繃與縮短。動作 9.7 可以協助類似傷害的復健，甚至達到預防的效果。

**KEY EXERCISE 9.7**　　**翻滾跨坐** LEVEL 2

目標部位：腿後肌、下背部、　　　　次　　數：10 下
　　　　　臀肌、內收肌　　　　　　休　　息：30 秒
組　　數：3 組

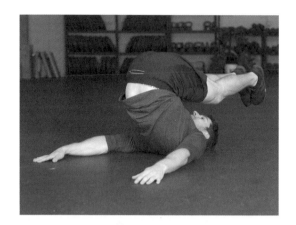 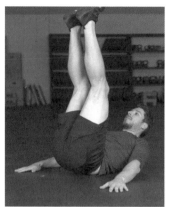

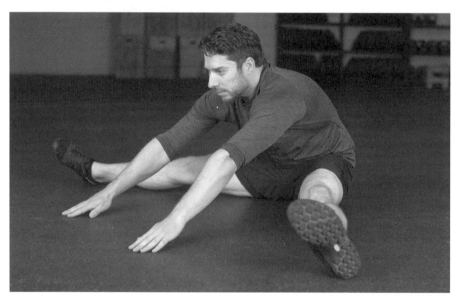

　　翻滾跨坐可以訓練下背部、臀肌、鼠蹊部的活動度與柔軟度，
而且整個動作有兩個位置可以伸展腿後肌，包括一開始雙腳高舉過頭
的位置、最後跨坐的位置（跨坐本身就算是一種訓練動作）。建議在
舒服的前提下執行動作就好，並避免頸部與頭部承受太大壓力。

步驟

1. 坐在地板上，雙腳往前延伸。
2. 身體往後翻滾，讓上背部貼住地板，並將雙腳打直高舉過頭。雙手放在頭的兩側，來增加身體的穩定性。
3. 雙手往下推、配合軀幹用力將身體往前帶回坐姿，並讓雙腳往斜前方延伸。來到這個位置後，雙手往前延伸，感受下背部與腿後肌的伸展。在這個位置維持一下，再做下一次動作。

**Point：**本動作翻滾的部分需要軀幹的控制與力量，能有效全面提升體能。但如果覺得做起來很困難，或在翻滾時感到頸部不適，就執行坐姿伸展即可，這樣就可以伸展到腿後肌、下背部，還有能輔助腿後肌運作的內收肌群。

**其他建議動作：**動作 8.3（腿後肌伸展）、動作 9.8（離心腿後勾）。

\* \* \* \* \* \*

　　腿後肌肌腱如果過度使用，可能會漸漸產生疼痛。疼痛通常出現在膝蓋後方膝窩的位置，在有阻力的情況下屈膝會特別明顯。取決於出現問題的是哪一條肌腱，疼痛部位可能偏內側，也可能偏外側。我們在第五章與第六章討論過，現在普遍認為肌腱問題都屬於肌腱病變，成因並不是肌腱發炎，而是細胞層面的耗損。許多研究指出，運動才是肌腱病變的最佳復健辦法。循序漸進的徒手訓練動作，很可能是對抗肌腱病變的最佳利器，例如動作 9.8。

**離心腿後勾** LEVEL 3

目標部位：腿後肌、豎脊肌　　　　次　　數：2至5次
組　　數：3組　　　　　　　　　休　　息：30秒

　　器械式腿後勾雖然是一個不錯的動作，但我們提供的徒手訓練版本更有效。離心腿後勾對腿後肌的復健效果相當好，可以讓出非常強健的大腿。離心腿後勾改良了器械式腿後勾，將踝關節固定，並透過身體的移動來改變軀幹與下肢的相對位置，這樣更能啟動臀部與軀幹的肌肉，達到最佳的訓練效果。本動作也有各種不同版本，但離心版本最能強化腿後肌肌腱與肌肉在負重下的離心收縮能力。值得注意的是，要找到適合執行離心腿後勾的器材可能比較困難，此時可以尋求訓練夥伴的協助，請他穩穩固定你的腳踝，讓你將身體慢慢倒向地面。

**步驟**

1. 雙膝跪在軟墊上，並將軀幹打直、固定踝關節。
2. 維持軀幹打直，延伸膝關節，讓身體往地面緩緩移動。雙手往前延伸，避免身體太快倒向地板。
3. 盡量讓身體往前倒。一開始無法做太遠也沒關係，力量提升後就可以越做越遠。
4. 回到起始位置的方式包括在動作底部用手把身體推上來（可以訓練上肢肌力），或直接用腿後肌的力量把身體捲回來。
5. 執行下一次動作。

**Point：**這個動作的變化版本包括輔助腿後勾與全程腿後勾（離心與向心階段都做）。輔助腿後勾可以拿棍子抵著地面來支撐部分體重。

**其他建議動作：**動作8.3（腿後肌伸展）、動作9.7（翻滾跨坐）。

　　膝關節周遭肌腱最常見的問題，很可能是髕骨肌腱病變。髕骨肌腱病變的成因通常不是發炎，而是退化性因素。可能的原因包括執行過度或不習慣的負重活動，這些活動可能與運動（例如跑者膝）或職業相關。髕骨肌腱病變可能影響髕骨上下的肌腱，其中又屬髕骨下方肌腱較常見，使得髕骨上下結締組織的「擴張」受到影響。膝關節周遭的肌腱受傷或退化，可能造成膝關節前方部位產生疼痛，在有負重的情況延伸膝關節時，會感到特別嚴重。肌腱病變相關問題通常能透過漸進式負荷訓練改善，此時徒手訓練就扮演相當重要的角色。建議在復健計畫中加入動作 9.9，不過請做好長期抗戰的準備，因為身體的細胞組織可能需要幾週才會對訓練的負荷產生反應。如果疼痛情況惡化，建議尋求專業的醫療協助。

**KEY EXERCISE 9.9**　**跨步** LEVEL 1

目標部位：膝關節、股四頭肌、
　　　　　髕骨韌帶
組　　數：3 組
次　　數：一邊 10 下
休　　息：30 秒

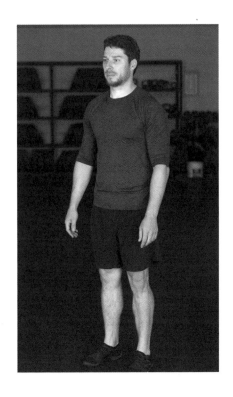

　　不對稱的跨步動作對膝關節相當有益，可以訓練穩定性與控制力，也會對股四頭肌與髕骨韌帶施加離心負荷（拉長）。可以視情況調整動作難度，來配合個人的能力與需求。

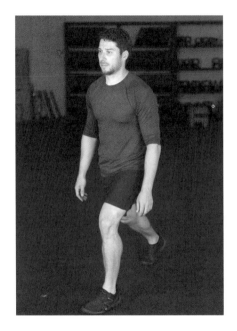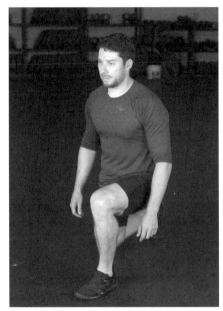

**步驟**

1. 雙腳與肩同寬，雙手放鬆放在身體兩側。

2. 一腳往前跨一大步，腳掌穩穩貼住地板。

3. 前腳屈膝，讓後腳膝蓋往地板的方向移動，此時前腳的股四
   頭肌和髕骨韌帶會產生離心負荷。

4. 繼續執行動作，直到前腳膝蓋彎曲 90 度、後腳膝蓋幾乎碰到
   地板後，再用前腳的力量把身體推回起始位置，然後換邊。

**Point：**如果覺得太困難，可以減少屈膝的幅度，不必讓後腳
膝蓋那麼接近地板。肌力和信心越來越強以後，就可以做到完
整的動作幅度。

## 改善膝關節功能的徒手訓練動作

**KEY EXERCISE 9.10**　**髂脛束鬆動** LEVEL 2

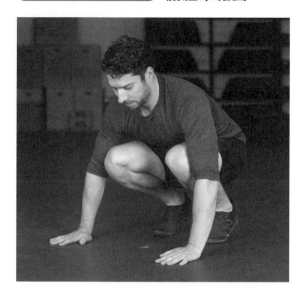

目標部位：髂脛束、臀
　　　　　肌、股四頭
　　　　　肌外側
組　　數：3 組
持續時間：20 至 30 秒
休　　息：20 秒

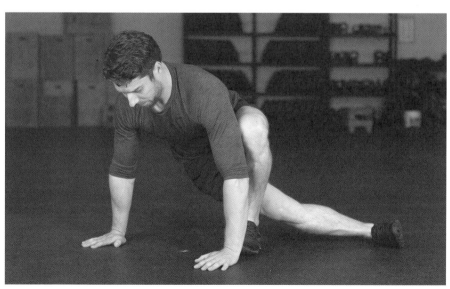

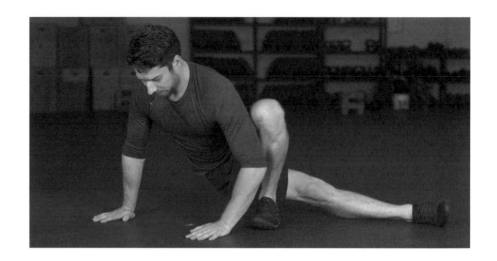

　　髂脛束是很重要的結締組織樞紐，連結大腿和臀部的一些大肌群，也扮演穩定膝關節的角色。髂脛束是否能夠伸展，還存在爭議，但附著在髂脛束的肌肉一定可以伸展。髂脛束「鬆動」的目的是提升活動度，以減少膝關節外側的壓力。

**步驟**

1. 身體趴下，手腳都放在地板上。
2. 一隻腳往側邊打開，延伸超過踩穩地板的那隻腳，同時用雙手支撐體重。
3. 繼續把腳往側邊延伸，並把腳放在地板腳的外側。此時應該會感受到延伸腳外側的伸展，一路從髖關節到膝關節外側。
4. 在這個姿勢維持 20 至 30 秒，然後換邊。

**Point：**髂脛束鬆動應該有助於減輕膝關節外側的壓力，但如果處在傷害急性期，感到痠痛或發炎腫脹，還是建議立刻尋求專業的醫療協助。

**KEY EXERCISE 9.11**　**內收肌群滾筒放鬆** LEVEL 2

目標部位：大腿內收肌群　　　│　　持續時間：一邊 30 秒
組　　　數：3 組　　　　　　│　　休　　　息：20 秒

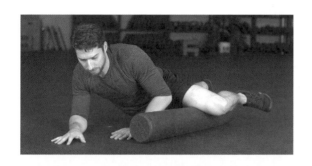

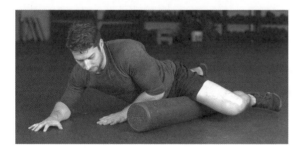

大腿內收肌群位於外展肌群與髂脛束的對側，負責將雙腳帶回身體中線，也能夠在跑步、跳躍、深蹲等其他動作時穩定髖關節與膝關節。用滾筒放鬆內收肌群，可以改善軟周遭軟組織的限制。

**步驟**

1. 將滾筒與身體平行放在地上，並俯臥在滾筒上。
2. 一隻腳伸直，另一隻腳屈膝，並將屈膝腳的大腿內側放在滾筒上。
3. 雙手支撐身體重量，開始在滾筒上前後滾動，滾動範圍可以從鼠蹊部一路延伸到膝關節附近。
4. 持續滾動 30 秒後換邊。

**Point：**與其他滾筒放鬆動作一樣，建議先從較軟的滾筒開始，或是避免一開始將太多的體重放在滾筒上。

## 膝關節目標動作

　　目標動作可以讓我們檢測自己的肌力與體能水準，也能讓我們繼續打造更無堅不摧的身體。以下動作可以有效提升下肢肌力並預防傷害，可以和第八章與第十章的目標動作結合，設計出最全面的下肢訓練課表。

**KEY EXERCISE 9.12**　　**滑冰式** LEVEL 2

| | |
|---|---|
| 目標部位：膝關節、股四頭肌 | 持續時間：10 下（一邊 5 下） |
| 組　　數：3 組 | 休　　息：30 秒 |

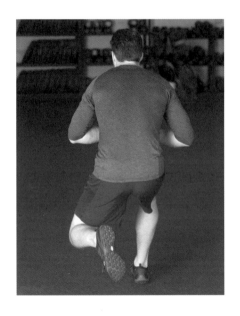
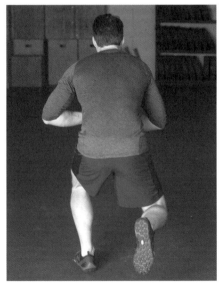

　　滑冰式能夠檢測下肢肌力，也可以提升膝關節的穩定性。滑冰式對跳躍能力有一定的要求，所以如股果下肢關節有問題，訓練前建議先尋求專業醫療協助。滑冰式可說是跨步（動作 9.10）的自然進階動作，建議穿著抓地力良好的鞋子，並避免在會滑的地板執行。

（步驟）

1. 採取中立站姿、雙手放鬆。
2. 將重心移到一隻腳，往斜前方任一角度跳，讓另一隻腳著地。
3. 腳著地時屈膝來吸收衝擊。
4. 繼續往前跳，並再換一隻腳著地。完成 5 至 10 下（或指定的距離）以後再休息。

**Point：**本動作會帶來多方向且動態的壓力，能有效提升膝關節穩定性。往前或往側向跳的距離越遠，膝關節承受的壓力就越大。一開始建議先從較小的跳躍距離開始，肌力和活動度越來越好以後，再慢慢增加動作難度。

**KEY EXERCISE 9.13**　**蹲跳** LEVEL 3

目標部位：膝關節、股四頭肌、　　　次　　數：15（或持續 20 秒）
　　　　　臀肌、小腿肌　　　　　　休　　息：45 秒
組　　數：3 組

　　蹲跳具有爆發力的成分。深蹲本身就對髖關節和膝關節很有幫助，而蹲跳則又比深蹲多了不穩定的元素，尤其是在落地階段。蹲跳時膝關節承受的壓力也會比較高，因為落地時需要用力減速來吸收衝擊。嘗試蹲跳前，請確定自己做好準備，並已經熟悉一般的徒手深蹲（動作 9.1）和深蹲姿勢（動作 8.2）。

（步驟）

1. 雙腳與肩同寬，腳趾些微外八，雙手放鬆置於身體兩側。
2. 透過屈髖和屈膝往下蹲，並將雙手往前伸直以輔助平衡。
3. 蹲到大腿與地面平行。如果想挑戰，也可以繼續往下蹲。

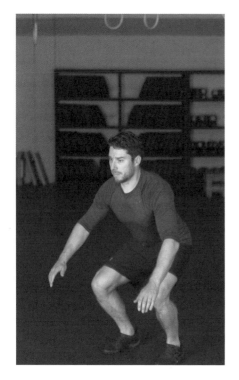 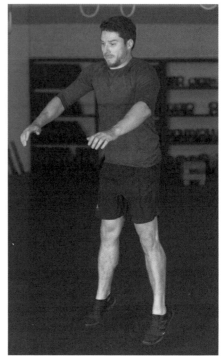

4. 用力伸展髖關節、膝關節與踝關節伸展，盡可能往上跳高。
   跳高的過程中，讓視線朝向前方並保持平衡。

5. 落地時要有控制，並馬上屈膝來到相同的深蹲姿勢。持續做
   到預設的次數或時間。

**Point：** 在執行任何爆發式或增強式動作時，都必須小心不要
讓目標部位承受過多的壓力。如果是第一次做蹲跳，或已經一
段時間沒做，建議不要一下就跳太高，下蹲時只要蹲到大腿與
地面水平，跳起來只需要離地幾公分就好。肌力和信心越來越
好以後，再蹲低一些並跳高一些。

**KEY EXERCISE 9.14** 　**跨步跳** LEVEL 3

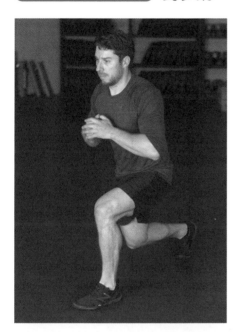

目標部位：膝關節、股四頭肌
組　　數：3 組
次　　數：10次（或持續20秒）
休　　息：45 秒

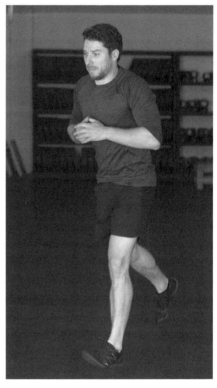

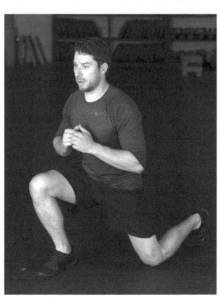

爆發式動作除了蹲跳之外，還有跨步跳，屬於跨步的進階動作，不過跨步跳對穩定性與協調性的要求比蹲跳還要高。執行跨步跳時，雙腳膝關節都會受到很大的挑戰，而且每次動作都需要在半空中換腳，不一定每個人都能輕鬆達到所需的協調性門檻。強烈建議在相當熟悉蹲跳以後，再開始嘗試跨步跳。

### 步驟

1. 先來到跨步姿勢，雙腳膝蓋幾乎完全打直，雙手放鬆置於身體兩側，隨時準備好輔助平衡。
2. 往下蹲，並讓雙腳維持相同的屈膝角度，這樣軀幹才能保持直立。蹲到後腳膝蓋差點碰到地板就好。
3. 延伸髖關節、膝關節、踝關節，用力往上跳。
4. 跳起來後，讓前後腳交換位置，目標是換腳落地後，前後腳的距離不變。
5. 落地時要有控制，並馬上屈膝下蹲來吸收衝擊，為下一次動作準備。

**Point：**跨步跳是相當困難的動作，不過只要減少動作幅度和強度，就能輕易調整難度。如果要降低難度，一開始不需要蹲那麼低、跳起來的時候也不需要跳太高。肌力和信心越來越好以後，再盡可能往上跳高。

# CHAPTER 10

## 小腿、踝關節、腳掌

Build Your Own Bulletproof Body

## 小腿、踝關節、腳掌簡介

　　大約兩百萬年以來，人類都是用兩隻腳走路，而靈長類用兩隻腳走路的歷史則可以追溯回四百萬年前。這段時間以來，人類的腳掌和踝關節不斷進化：腳跟越來越大，支撐重量的能力越來越強；腳趾越來越小，漸漸用支撐取代抓握的功能；足弓拱起的角度也越來越明顯。經過多年的演進，腳掌漸漸演化成支撐全身重量的平台，也能用相當有效率的方式來移動身體。雖然人類走路的效率比跑步高了75%，人類的運動能力仍然相當驚人，例如馬拉松只需要 2 小時左右就能跑完、一百公尺衝刺也只需要 9.58 秒左右。

　　我們從小就必須學習走路這個基本技能，平均需要花費 12 至 15 個月的時間。在學習走路的過程中，我們平衡身體的能力會常常受到挑戰，因此不免跌跌撞撞。本章我們將探討小腿、踝關節及腳掌的運動結構，看看這些讓我們得以走路和跑步的身體部位如何運作。我們也將探討這些部位常見的傷害與功能異常，最後分享相關的徒手訓練動作。

## 小腿、踝關節、腳掌構造

### ▌被動結構

　　我們在第九章討論過，脛骨是下肢相當重要的結構，可以承受相當大的重量，同時也構成一部分的膝關節，也能將上半身的力量傳遞至踝關節的距骨。脛骨的承重能力相當強，旁邊的腓骨則較為纖細，中間有一條纖維膜，讓兩根骨頭緊密連結，同時在承受重量時允

許一定程度的彎曲。從高處落地的時候，腓骨和纖維膜的彎曲能力會
受到挑戰。腓骨的末端比脛骨稍短，共同形成一個卡榫，剛好讓距骨
卡進去。圖 10.1 顯示小腿和踝關節的骨骼結構。

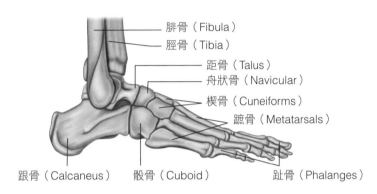

腓骨（Fibula）
脛骨（Tibia）
距骨（Talus）
舟狀骨（Navicular）
楔骨（Cuneiforms）
蹠骨（Metatarsals）
跟骨（Calcaneus）　　骰骨（Cuboid）　　趾骨（Phalanges）

▲ 圖 10.1　小腿和踝關節的骨骼結構，側面觀

　　踝關節的距骨位於腳跟（跟骨）上方，透過腳跟和腳掌其他部
位，將體重傳遞到地板。腳掌一共有 26 塊骨頭，組成 33 個精密的關
節，這些關節和踝關節一樣，都由幾條將骨骼綁住的韌帶所支撐，以
避免產生不必要的動作。踝關節扭傷時，外側的韌帶可能會承受很大
的壓力，我們稍後會討論到這點。腳掌的骨頭構成一個天然的拱橋，
如圖 10.1 所示，讓我們能夠以輕盈的步態走路。除了腳掌和踝關節
的許多韌帶以外，足底筋膜也提升了腳掌的承重能力。足底筋膜屬於
堅硬的纖維帶，扮演支撐足弓的重要角色。

## 主動結構

　　小腿有一條力量很強的肌肉，稱為腓腸肌，可以透過強韌的阿
基里斯腱拉動跟骨，讓我們踮起腳跟來走路和跑步。小腿的其他肌肉

則負責維持姿勢穩定與控制，讓我們可以對抗重力維持站姿好幾個小時。如圖 10.2 所示，小腿也有許多肌腱越過踝關節，讓踝關節得以維持動態穩定並產生動作。

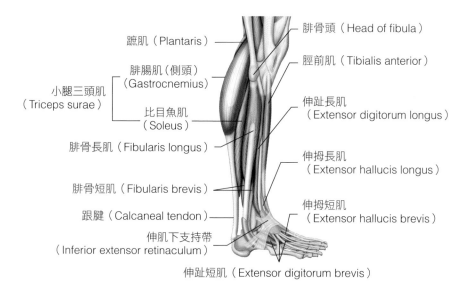

蹠肌（Plantaris）

腓腸肌（側頭）
（Gastrocnemius）

小腿三頭肌
（Triceps surae）

比目魚肌
（Soleus）

腓骨長肌（Fibularis longus）

腓骨短肌（Fibularis brevis）

跟腱（Calcaneal tendon）

伸肌下支持帶
（Inferior extensor retinaculum）

腓骨頭（Head of fibula）

脛前肌（Tibialis anterior）

伸趾長肌
（Extensor digitorum longus）

伸拇長肌
（Extensor hallucis longus）

伸拇短肌
（Extensor hallucis brevis）

伸趾短肌（Extensor digitorum brevis）

▲圖 10.2　小腿與踝關節的肌肉與肌腱，側面觀

　　脛骨前側的肌肉通過踝關節，收縮時會產生「背屈」這個動作，將腳掌與腳趾拉向脛骨。脛前肌是脛骨前側相當重要的肌肉，在我們走路時會有很大的啟動程度。腓骨短肌與腓骨長肌則沿著小腿外側延續至踝關節，在我們將腳掌往外旋轉時拉動腳掌，同時能夠維持足弓的穩定性，也避免踝關節外側因為「內旋」而扭傷。

## 小腿、踝關節、腳掌常見問題

### ▌小腿拉傷

　　如果遭受過量或突然的壓力，小腿後側的肌肉纖維可能產生撕裂傷。如果只有少數肌纖維受到影響，在日常生活或運動場上不太容易感覺出來，頂多就是有點痠痛而已；但如果受影響的肌纖維變多，疼痛和活動受限的情況就會越來越明顯。如果處在小腿拉傷的急性期，而且不確定傷害有多嚴重，建議尋求專業的醫療協助。

　　網球腿是小腿拉傷的一種，會影響小腿深處的蹠肌、以及強而有力的腓腸肌。腓腸肌有兩個頭，其中又以內側頭比較容易撕裂或部分撕裂。如果曾經接受專業醫療建議執行小腿拉傷的復健運動，或該部位有反覆受傷的情形，建議在訓練計畫中加入動作 10.1，來提升小腿肌肉的韌性。

**KEY EXERCISE 10.1**　　**下犬式** LEVEL 2

**目標部位**：踝關節、小腿
　　　　　　肌、坐骨神
　　　　　　經、腕關節、
　　　　　　肩關節、脊椎
**組　　數**：3 組
**持續時間**：維持 20 至 30
　　　　　　秒
**休　　息**：30 秒

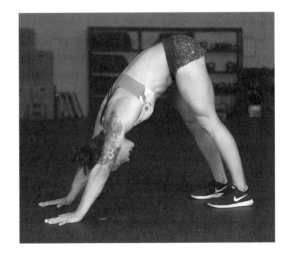

　　有過瑜伽練習經驗的人相信都對這個動作不陌生，也深知其中的益處。如果從沒做過瑜伽，強烈建議嘗試這個動作。下犬式會同時用到許多關節和肌肉，是最有代表性的徒手訓練動作之一。我們把下犬式納入訓練計畫，是因為能夠讓小腿在張力下拉伸的能力，同時也能提升踝關節活動度、強化坐骨神經、伸展腿後肌，畢竟這些部位如果出現問題，都會嚴重影響小腿功能。

**步驟**

1. 來到伏地挺身起始位置，在打直膝蓋的前提下將雙腳盡量走向雙手，直到腿後肌、下背部、肩關節感到緊繃。
2. 腳趾持續朝向前方、腳跟貼穩地板；延伸雙手手指，讓中指朝向正前方、手掌與肩同寬，確保手臂和肩關節獲得足夠的支撐。
3. 打直手肘來支撐體重，但不要將肘關節完全鎖死，並透過手臂推向地板的力量，來調控小腿肌肉承受的壓力。
4. 雙腳與髖關節同寬，將腳跟用力踩向地面來伸展腿後肌。如果想強調小腿的伸展，可以稍微屈膝。
5. 背部打直、頸部放鬆，維持 20 秒。

**Point：**下犬式能有效提升許多部位的肌力、耐力、靈活性。如果執行下犬式時發現其他部位出現弱點或疼痛，建議先用其他章介紹的動作來解決問題。另外，如果有難以控制的高血壓症狀，建議不要執行下犬式。

## 踝關節扭傷

踝關節最常見的傷害就是外側韌帶扭傷，這種傷害通常屬於「內旋」（圖 10.3）。踝關節外側扭傷會根據嚴重程度分級，從輕微過度伸展（第 1 級）到完全撕裂（第 3 級），而多數人的症狀都屬於部分韌帶撕裂傷（第 2 級）。如果不確定自己的受傷狀況，建議尋求專業醫療協助。如果扭傷從來沒有真正復原，或一直反覆發生，就是所謂的踝關節外側慢性扭傷，可能會一直有不穩定、疼痛、腫脹、發炎等症狀。建議執行踝關節復健訓練動作來恢復正常功能，內容包括本體感覺再訓練（以下會解釋）、加強踝關節肌肉穩定性與控制。要完全找回健全的踝關節功能，可能需要持續數月的復健計畫。10.2 就是踝關節復健計畫中不可或缺的訓練動作。

**KEY EXERCISE 10.2**　**單腳平衡** LEVEL 1

目標部位：踝關節
組　　數：3 組
持續時間：維 持 20
　　　　　至 60 秒
休　　息：30 秒

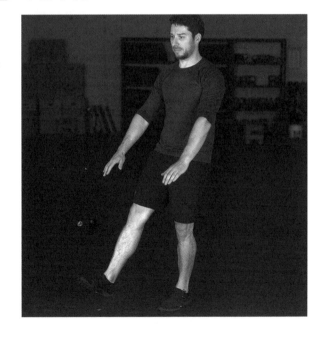

這個動作感覺上可能很簡單,但對於重建踝關節功能非常有效。所謂的本體感覺,指的是身體察覺各部位相對位置,以及產生動作時出力情況的能力。簡單來說,本體感覺越好,關節就能越快且越下意識察覺到外來的壓力。單腳平衡是一個相當直接了當的動作,可以重建踝關節的本體感覺,並為其他更困難的動作打好基礎。

步驟

1. 站在穩定的表面上,慢慢將身體重量壓在目標腳的踝關節,來到單腳站立。這個動作的目標是挑戰平衡感,所以盡量不要扶著任何東西,但建議附近要有穩定的物體可以扶,在失去平衡時可以提供支撐。

2. 動作過程中可能會搖搖晃晃,但這就是本動作的重點。如有需要,另一隻腳也可以偶爾輕觸地板來協助平衡。

3. 維持 20 至 60 秒,無論身體有多晃,請專心維持平衡。結束後換腳,比較一下雙腳的穩定性。

**Point:** 如果覺得這個動作太簡單,有幾種方式可以增加難度,例如站在更有挑戰的表面上、嘗試把眼睛閉起來、請人丟球讓你接、單腳站立時雜耍丟球等等,這些方法都能為平衡感帶來更多挑戰。越來越進步以後,就可以加入運動專項動作或增強式動作,在落地時維持平衡感。

## 阿基里斯腱問題

阿基里斯腱是全身最長的肌腱,擁有相當強的抗拉能力,可以承受相當 12 倍體重的力量。阿基里斯腱的傷害相當普遍,也很容易產生撕裂甚至完全斷裂等傷害,不過比較常出現的傷害還是肌腱病

變，也就是肌腱組織的退化，最後可能導致疼痛、肌腱變厚變硬等症狀。阿基里斯腱肌腱病變初期通常不易察覺，疼痛不適感可能持續數月的時間，可能的原因是肌腱承受過度或不習慣的外力。這種狀況常見於各層級的運動選手，年齡通常介於 30 歲至 50 出頭歲之間。如果不確定自己的阿基里斯腱疼痛是因為肌腱病變還是撕裂，建議尋求專業的醫療協助。

　　要處理退化性的阿基里斯腱肌腱病變，就必須避免導致病變的原因發生。肌腱可能需要一些時間才能逐漸適應外來負荷，所以重回運動場可能需要一些時間。徒手訓練動作可以有效對肌腱施加負荷，而讓小腿肌肉承受離心負荷的復健手法相當有效，最近也越來越受歡迎。動作 10.3 可以對阿基里斯腱施加離心負荷。

**KEY EXERCISE 10.3** 　**離心提踵** LEVEL 1

| 目標部位：踝關節、小腿肌肉 | 次　　數：10 至 20 次 |
|---|---|
| 組　　數：3 組 | 休　　息：30 秒 |

　　踝關節蹠屈所需的力量，大部分都來自小腿肌，而蹠屈能力是走路、跑步、跳躍等動作的基本要求。離心提踵可以降低小腿受傷機率，甚至也能提升運動表現、提升肌力、改善踝關節活動度。

**步驟**

1. 將腳趾踩在階梯或平台邊緣，雙手扶著東西來輔助平衡。
2. 小腿肌出力，盡可能把腳跟踮高，想像用腳趾指著下方，這就是起始位置。
3. 緩緩將腳跟往下放，製造小腿肌肉的離心收縮（拉長），直到小腿肌有伸展的感覺。在這個位置維持一秒，再快速回到起始位置，這樣算一次動作。
4. 繼續做下一次動作。

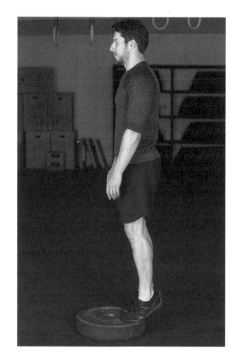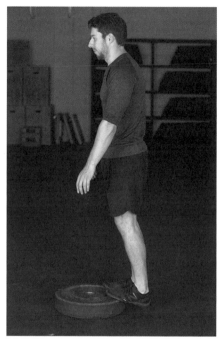

**Point：**如果無法用體重帶來足夠的阻力，可以增加負重，而最簡單的方式就是直接改用單腳做動作，做到預定的次數後再換腳。另外，當然也可以拿著啞鈴來做動作，但重量的選擇建議循序漸進。

## 足底筋膜炎

　　足底筋膜是相當強韌的結締組織結構，位於腳掌的下方，透過支撐足弓讓腳掌有能力負重。足底筋膜附著在跟骨的下方，而這也是一個容易受傷的位置。足底筋膜炎是腳跟疼痛的可能原因之一，成因通常是筋膜因為外力或拉力而導致的小小撕裂傷。腳跟骨刺是否會造

成疼痛，目前尚無定論，因為許多人雖然患有腳跟骨刺這個鈣質沉積的問題，卻沒有疼痛的症狀。

是否可以用伸展來改善足底筋膜炎，目前尚無定論，不過目前有研究指出，伸展可能是有效的治療方法之一。如果患有足底筋膜炎，也建議檢視自己穿的鞋子、調整任何可能讓問題惡化的動作、並訓練腳掌周遭的小肌肉。建議從動作 10.4 開始。

**KEY EXERCISE 10.4**    **青蛙姿變化式** LEVEL 2

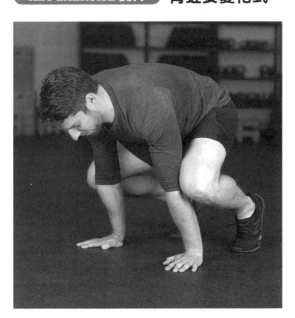

目標部位：踝關節、足
　　　　　底筋膜
組　　數：3 組
持續時間：來到正確位
　　　　　置後，維持
　　　　　10 至 20 秒
休　　息：30 秒

這個動作是青蛙姿（動作 5.2）的變化式，是一個同時訓練許多關節與軟組織的動作，效益相當高。青蛙姿變化式的關鍵是踝關節與腳趾的位置，要讓腳掌背屈與腳趾彎曲同時發生。可以利用手臂支撐的力道，來控制腳掌與足底筋膜的伸展幅度。

**步驟**

1. 雙手放在前方的地板上，雙手與肩同寬、手指稍微指向外側。

2. 膝蓋放在手肘外側，並盡可能往前推。如果髖關節活動度不夠，可以參考第八章的內容，不過現在只要盡量做就好。

3. 身體前傾，讓雙手與腳掌球承受體重，此時踝關節和腳趾都會彎曲，應該就能感受到足底筋膜的伸展。如果需要減少足底筋膜承受的重量，可以繼續讓身體前傾，讓手臂承受更多重量。如果在前傾的過程中繼續彎曲腳趾，就能再增加伸展幅度。不過，請不要讓雙腳離開地板（除非你想同時訓練肩關節和髖關節）。

**Point：**調控雙手支撐體重的多寡，來改變足底筋膜承受的壓力。一開始可能只要起始位置就會得到足夠的伸展，感到越來越舒服以後，可以將腳掌球前後緩慢滾動，來鬆動足底筋膜。

## ▎ 踝關節骨關節炎

踝關節骨關節炎並不常發生，但踝關節受傷、骨折，以及職業或運動造成的過度壓力卻相當常見。骨關節炎指的是關節骨表面的軟骨退化，風險因子包括肥胖、超過 40 歲、關節的生物力學結構改變（例如扁平足或不適合的鞋子等等）。

如果踝關節有骨關節炎的症狀，可能會發現蹠屈的幅度明顯小於背屈。循序漸進執行動作 10.5，可以修復動作模式，並減緩關節僵硬的症狀。

**KEY EXERCISE 10.5**　**坐腳跟式** LEVEL 2

目標部位：踝關節、脛骨前方　　持續時間：維持 10 至 20 秒
　　　　　的肌肉　　　　　　　休　　息：30 秒
組　　數：3 組

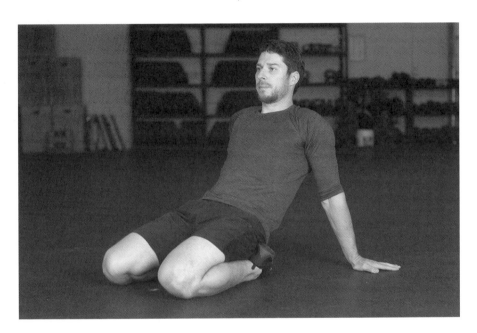

　　坐腳跟式可以在屈膝的情況下，使用體重來伸展踝關節前側。
這個姿勢不建議維持太久，因為膝關節和踝關節會承受太多的壓力。
維持姿勢時，建議做些呼吸練習、練習放鬆或正念。可以在膝蓋下方
放置舒適的軟墊。

步驟

1. 雙膝跪在舒適的表面，雙腳放在身體後方，踝關節來到蹠屈
的位置。

2. 往腳跟的方向坐下去，在不會不舒服的情況下，盡量伸展踝
關節前側。利用體重來增加負荷，並維持預定的時間。

3. 慢慢離開伸展位置回到高跪姿，休息一下再做下一次動作。

**Point：**坐腳跟式相當單純，可以改善踝關節的活動度與功能，
也可以讓脛骨前側肌肉得到良好的伸展，甚至可以改善腔室症
候群。

# 改善小腿、踝關節、腳掌功能的徒手訓練動作

**KEY EXERCISE 10.6** **無負重背屈** LEVEL 1

目標部位：踝關節、小腿肌
組　　數：3 組
次　　數：一邊 10 下
休　　息：20 秒

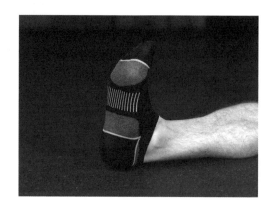

　　要將踝關節墊高會相對容易，因此可以用這個姿勢來執行無負
重的活動度訓練，而相關的訓練動作共有四種，剛好都配合踝關節的
自然動作。第一個動作是無負重背屈，可以維持或提升踝關節的活動
範圍，傷害後協助軟組織復原並促進循環。

步驟

1. 坐下或躺下，讓踝關節得到支撐，同時又能自由移動。
2. 用小腿肌肉把腳掌拉向脛骨，同時捲起腳趾來提升活動範圍。
3. 在這個姿勢維持一秒左右放鬆踝關節，做完預定的次數後再換邊。

**KEY EXERCISE 10.7**　**無負重蹠屈** LEVEL 1

目標部位：踝關節、脛骨前
　　　　　側肌群
組　　數：3 組
次　　數：一邊 10 下
休　　息：20 秒

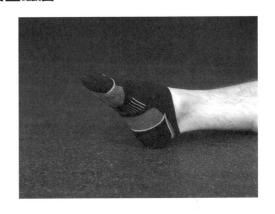

　　無負重蹠屈可以提升踝關節活動度，同時讓小腿肌準備好執行更困難的徒手訓練動作，也能促進循環。所謂蹠屈指的是腳掌往下移動，也就是腳趾往下壓。

步驟

1. 坐下或躺下，讓踝關節得到支撐，同時又能自由移動。
2. 用小腿的力量讓腳趾往下壓，並讓腳趾再屈向腳掌球的方向，來提升活動範圍。
3. 在這個姿勢維持一秒左右放鬆踝關節，做完預定的次數後再換邊。

**KEY EXERCISE 10.8**　　無負重內旋 LEVEL 1

目標部位：踝關節、外側踝
　　　　　關節韌帶
組　　數：3 組
次　　數：一邊 10 下
休　　息：20 秒

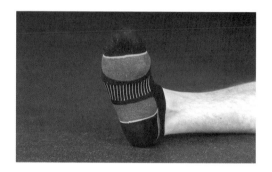

　　無負重內旋能有效提升踝關節的活動度，同時也能提供足夠的壓力，讓外側韌帶從扭傷中恢復。在復健的初期，以無負重的方式執行這個動作，可以有效降低再受傷的風險。

步驟

1. 坐下或躺下，讓踝關節得到支撐，同時又能自由移動。
2. 用小腿肌肉將腳掌往內拉，讓腳掌球指向另一隻腳。為了確定兩邊動作對稱，建議兩腳同時一起做。
3. 在這個姿勢維持一秒左右放鬆踝關節，做完預定的次數。如果一次只做一隻腳，就在做完一隻腳後換邊。

**KEY EXERCISE 10.9**　　無負重外旋 LEVEL 1

目標部位：踝關節、腓骨長
　　　　　肌、腓骨短肌
組　　數：3 組
次　　數：一邊 10 下
休　　息：20 秒

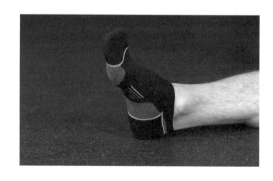

步驟

1. 坐下或躺下，讓踝關節得到支撐，同時又能自由移動。
2. 用小腿的肌肉將腳掌往外拉，讓腳掌球指向另一隻腳的相反方向。
3. 在這個姿勢維持一秒左右放鬆踝關節，做完預定的次數後再換邊。

**KEY EXERCISE 10.10** **脛骨前側肌肉伸展** LEVEL 1

目標部位：股四頭肌、脛骨
　　　　　前側肌肉
組　　　數：3 組
持續時間：20 至 30 秒
休　　　息：20 秒

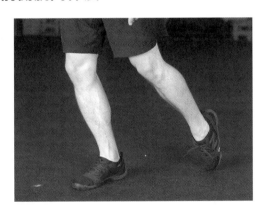

　　執行跑步、騎自行車、跳躍等高反覆性動作時，脛前肌等脛骨前側肌肉會承受不小的壓力。如果動作的強度過高、類型較不習慣、鞋子太緊太鬆，都可能導致「脛前疼痛」。建議嘗試動作 10.5，改善脛骨前側肌肉的柔軟度與功能。

步驟

1. 身體站直，一隻腳腳掌穩穩貼地，另一隻腳把腳跟蹠起來。
2. 蹠起起來的那隻腳屈膝並蹠屈，然後將該腳的腳跟拉向臀部，

感受脛骨前側的伸展。讓雙腳大腿維持平行，並將髖關節往前推，來加深伸展。

3. 如果要增加踝關節的活動度，可以緩慢扭轉踝關節。在這個姿勢維持 20 至 30 秒後換邊。

**KEY EXERCISE 10.11**　**小腿伸展** LEVEL 1

目標部位：踝關節、小腿肌肉　　持續時間：維持 20 至 30 秒
組　　數：3 組　　　　　　　　休　　息：20 秒

伸展小腿有助於維持踝關節與膝關節的完整活動度，因為腓腸肌橫越了這兩個關節；也能維持小腿肌肉的張力與長度，並讓阿基里斯腱得到規律的負荷刺激。伸展小腿的方法很多，不過我們發現以下方法最能達到上述目標，也可以根據個人程度與柔軟度來調整難度。

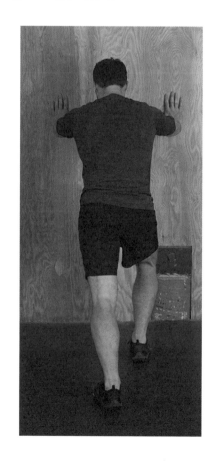

步驟

1. 站著面對牆壁，一隻腳的腳尖頂住牆壁，另一隻腳則放在身體後方 60 公分左右的位置，並讓腳尖指向前方。

2. 後腳腳跟貼穩地板，身體往牆壁的方向前傾，並用手臂的力量支撐體重。這時候應該會感

受到後腳小腿伸展，如果沒感覺到，可以讓後腳再往後移動。

3. 在這個姿勢維持 20 至 30 秒後換邊。

**Point：**如果這個方法無法讓你得到足夠的伸展，可以嘗試以下方法：：站在階梯或高台的邊緣上，兩腳腳趾穩穩踩住階梯或高台，此時讓腳跟往地板的方向下沉，感受到伸展以後，維持預定的時間然後換邊。

## 小腿、踝關節、腳掌目標動作

下面介紹的目標動作可以進一步提升小腿與踝關節的韌性、改善肌力與活動度，同時檢測體能狀況。

**KEY EXERCISE 10.12**　跳繩 LEVEL 2

目標部位：小腿肌肉、踝關
　　　　　節、心肺功能
組　　數：3 組
持續時間：30 至 60 秒
休　　息：45 至 60 秒

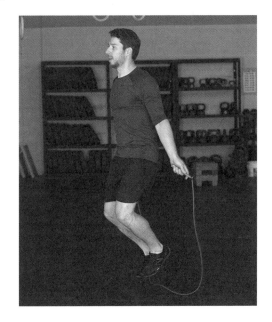

跳繩是訓練小腿與敏捷度的最佳動作。如果以前從沒做過，小腿的感覺會相當明顯，所以一開始不要做太多。跳繩同時也是拳擊選手的經典訓練動作，目的是提升心肺功能。

**步驟**

1. 不管有沒有使用跳繩，輕輕反覆跳，每次都讓腳掌球落地，可以雙腳同時落地，也可以一次只有一腳落地。
2. 小腿肌肉充分暖身後，可以跳高一些，一樣單雙腳落地都可以。
3. 再跳高一點，將膝關節收向胸口。不用每次都跳那麼高，呼吸調順、身體準備好後，再往上跳高。

**Point：**能力和信心越來越好以後，跳繩時可以交替單雙腳，或跳起來後讓繩子甩兩圈。只要持續訓練，相信你很快就能擁有和洛基一樣的小腿！

# CHAPTER 11

## 脊椎

Build Your Own Bulletproof Body

## 脊椎簡介

我們將在本章探討脊椎這個神奇的身體結構。脊椎是一條完整的結構（圖 11.1），不過可以根據動作與支撐特性分成三大段：

- 頸椎（頸部）
- 胸椎（上背部）
- 腰椎（下背部）

徒手訓練動作對頸部的影響眾說紛紜，不過可以肯定的是，頸部和肩關節姿勢改善以後，會帶來明顯的益處，包括頸部疼痛情況減少，因為胸椎是頸椎的基底，而如果胸椎、肋骨及肩關節往前塌，就會造成頸部姿勢不良。頸部姿勢改變會使頸椎肌肉、韌帶及椎間盤等組織承受額外負荷，造成疼痛與功能異常。以下關於頸椎的討論包含基礎的構造，讓我們瞭解良好姿勢的重要性；我們也會分享一個關鍵動作，有助於改善頸椎姿勢不良所造成的問題。

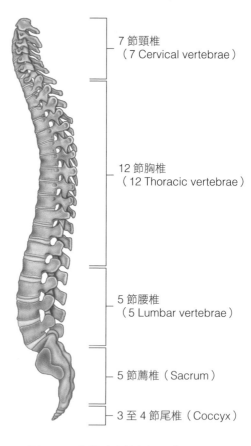

7 節頸椎
（7 Cervical vertebrae）

12 節胸椎
（12 Thoracic vertebrae）

5 節腰椎
（5 Lumbar vertebrae）

5 節薦椎（Sacrum）

3 至 4 節尾椎（Coccyx）

▲圖 11.1　脊椎（脊柱）側面觀。

如果頸部疼痛持續很久、手臂出現疼痛或刺痛感，或手臂爆發力降低等狀況，建議尋求專業醫療協助。在這樣的情況下，任何高強度的活動都可能讓頸部疼痛惡化，因此建議先暫停徒手訓練動作。

胸椎和腰椎也常常出現疼痛，限制日常生活的動作，例如轉身拉安全帶、彎腰綁鞋帶或穿襪子、當然還有運動時的動作限制等等。我們也會討論胸椎和腰椎，並分享一些徒手訓練動作，來加強這個全身最重要的身體結構。

## 脊椎構造

### 頸椎

頸椎是相當重要的結構，讓頭部得到支撐並能夠產生動作。頸椎的血管和神經組織，能夠連結大腦與其他身體部位，萬一受傷的話會產生嚴重的後果。因此，除非有專業人士的指導，我們不建議讓頸椎執行負重訓練動作。

頸椎由七節脊椎骨組成，從第二節開始，每兩節脊椎骨中間都有椎間盤提供緩衝與空間。頸椎的活動度相當好，動作多半都來自相鄰脊椎骨兩側的細小關節面。除了椎間盤、脊椎骨、關節以外，頸部也有許多韌帶，幫忙輔助結構穩定與動作執行。相鄰的脊椎骨與彼此之間所有相關的結構，通稱為一個動作節段。圖 11.2 是頸椎結構的示意圖。

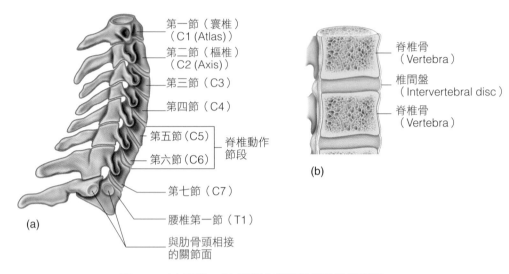

第一節（寰椎）
（C1 (Atlas)）

第二節（樞椎）
（C2 (Axis)）

第三節（C3）

第四節（C4）

第五節（C5）

第六節（C6）

脊椎動作
節段

第七節（C7）

腰椎第一節（T1）

與肋骨頭相接
的關節面

(a)

脊椎骨
（Vertebra）

椎間盤
（Intervertebral disc）

脊椎骨
（Vertebra）

(b)

▲圖 11.2　(a) 頸椎；(b) 兩節典型的脊椎骨與椎間盤

　　頸椎的脊椎骨與椎間盤形狀，讓頸部呈現一個自然的曲線，稱為脊椎前凸。脊椎前凸的程度因人而異，但現代生活模式使得頸椎前凸的狀況越來越嚴重。不良的坐姿以及長時間使用手機和筆電等電子產品，可能是這個問題的主因。看一看圖 11.2 裡面提到的動作節段，應該不難發現脊椎前凸如果增加，會對椎間盤、關節面及韌帶產生多大的壓力。我們會在待會討論脊椎問題時分享一個關鍵動作，來抵銷姿勢性頸部疼痛的壓力，這個動作也可以伸展頸部後側縮短且緊繃的肌肉，改善頸部與頭部的疼痛。

　　脊椎中每個動作節段之所以能夠產生複雜的動作模式，是因為許多肌肉同時運作。扭轉的動作多半來自頸椎的上端，在第一節與第二節頸椎之間；而彎曲、伸展、側彎等動作則來自下端（第三節與第七節之間）。圖 11.3 說明頸椎周遭的肌肉分布。

　　如圖 11.3 所示，頸椎周遭有很多肌肉，名字也都不太好記。不

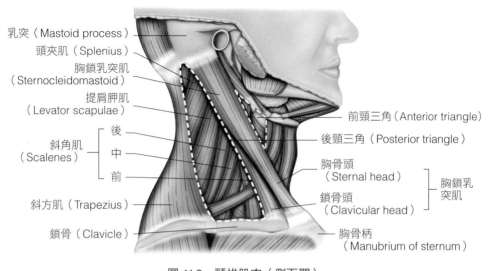

乳突（Mastoid process）

頭夾肌（Splenius）

胸鎖乳突肌
（Sternocleidomastoid）

提肩胛肌
（Levator scapulae）

斜角肌　　後
（Scalenes）　中
　　　　　　前

斜方肌（Trapezius）

鎖骨（Clavicle）

前頸三角（Anterior triangle）

後頸三角（Posterior triangle）

胸骨頭
（Sternal head）

鎖骨頭
（Clavicular head）

胸鎖乳
突肌

胸骨柄
（Manubrium of sternum）

▲圖 11.3　頸椎肌肉（側面觀）

過好消息是，你不需要每一條肌肉都認識。對大腦來說，真正重要的是動作模式，而非個別肌肉的徵召。因此，只要有良好的動作品質，就能維持頸椎周遭的肌肉功能正常。

最後讓我們來討論神經根。從第一節頸椎（C1）到第五節腰椎（L5）之間，每節脊椎都會出現神經根。頸椎兩側總共有八條神經根，如圖 11.4 所示，而神經根如果受損，可能會導致頭部、頸部、肩關節、手臂、手掌出現異常。

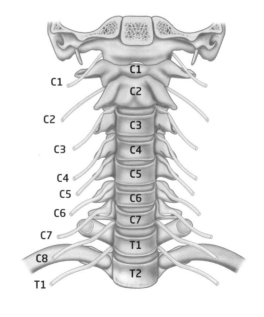

▲圖 11.4　頸椎神經根

如果有類似症狀，請先尋求專業醫療評估，再開始執行任何訓練。不過，你可能也會發現一些基礎的活動度訓練動作（例如動作11.2）能減輕症狀。我們建議只在不痛的範圍內執行動作。

## 胸椎

胸椎比頸椎和腰椎都還要僵硬一些，因為胸廓將大部分的胸椎與胸骨固定在胸部前側。這個結構的主要好處，在於心臟與肺臟等重要器官都能受到保護。不過胸椎也會有一定程度的彎曲，在呼吸時應該會明顯感受到，而這種小幅度的動作，以及允許這種動作發生的結構，可能會造成胸椎拉傷、產生疼痛。

胸椎的基本結構（圖11.5）與頸椎類似，十二塊較厚的脊椎骨中間都有椎間盤提供緩衝，而椎間盤能傳遞來自上方的力量，並穩定該段脊椎。既定的結構加上周遭的韌帶與肋骨，使得胸椎活動度相對受限。不過，胸椎小面關節的角度特殊，讓胸椎的扭轉範圍大於腰椎，而且同時也能做出一定程度的前彎、側彎以及伸展。在胸椎小面關節前方的空間，從第一節胸椎到第十二節胸椎，都有一對神經根。這些結構出現問題的機會相對較低。

與頸椎和腰椎不同的是，胸椎有一個自然的曲線，稱為脊椎後凸，與其他段脊椎共同創造一個很有彈性的S形，讓脊椎有負重的能力，而這個漂亮S形曲線的形狀則因人而異。不過就和頸椎一樣，姿勢不良也可能導致胸椎的曲線惡化。我們將在脊椎常見問題的小節，詳細討論姿勢壓力增加所帶來的影響。

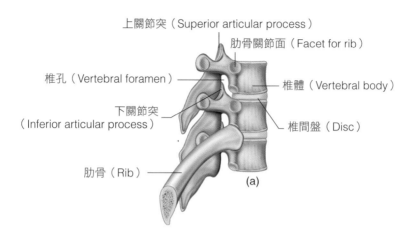

上關節突（Superior articular process）

肋骨關節面（Facet for rib）

椎孔（Vertebral foramen）

椎體（Vertebral body）

下關節突
（Inferior articular process）

椎間盤（Disc）

肋骨（Rib）

(a)

上關節突
（Superior articular process）

橫突與肋骨關節面
（Transverse process with facet for rib）

椎體（Body of vertebra）

棘突（Spinous process）

肋骨關節面（Facet for rib）

椎下切跡
（Inferior
vertebral notch）

下關節突
（Inferior articular process）

(b)

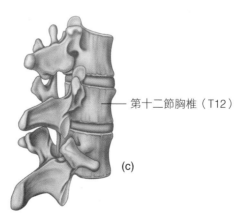

第十二節胸椎（T12）

(c)

▲ 圖 11.5　(a) 胸椎；(b) 典型胸椎骨（第六節胸椎）；(c) 小面關節
　　　　　　之間的角度改變，使得每段胸椎得以產生動作

## 腰椎

　　腰椎位於薦椎的上方，是脊椎可動部位的最下端。腰椎的自然曲線稱為脊柱前凸，是直立行走的人類身上第二個曲線。粗大的腰椎由五塊脊椎骨與相鄰的椎間盤組成，扮演相當重要的負重角色，如圖11.6 所示。

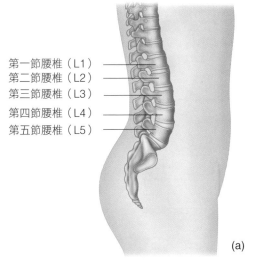

第一節腰椎（L1）
第二節腰椎（L2）
第三節腰椎（L3）
第四節腰椎（L4）
第五節腰椎（L5）

(a)

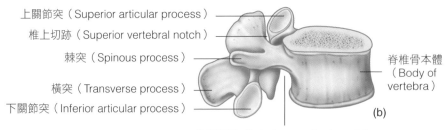

上關節突（Superior articular process）
椎上切跡（Superior vertebral notch）
棘突（Spinous process）
橫突（Transverse process）
下關節突（Inferior articular process）

脊椎骨本體
（Body of
vertebra）

椎下切跡（Inferior vertebral notch）

(b)

▲圖 11.6　(a) 腰椎；(b) 典型腰椎（第三節腰椎）

　　腰椎小面關節的方向，使得腰椎的扭轉動作受到限制，活動範圍遠低於胸椎。不過腰椎的彎曲與延伸空間非常大，只受限於椎間盤與韌帶的彈性。腰椎如果因為姿勢不良而長時間處在彎曲的狀態，椎間盤和韌帶會受到很大的壓力，造成「潛變」。潛變是材料科學的常用詞，指的是固體在長期壓力下可能會慢慢變形。我們將在下背部常見問題的小節，進一步探討潛變帶來的影響。

**KEY POINT** ////

腰椎的椎間盤與韌帶如果受到不良姿勢等因素造成的長期壓力，可能會慢慢變形。預防勝於治療，請努力維持好姿勢，並避免長時間維持相同姿勢。

　　腰椎總共有五對脊椎神經，位於腰椎兩側對稱的位置。這些神經根負責支配臀部、雙腿、腳掌與腳趾等各個部位。無論是在脊椎骨結構內外的神經，都容易受到機械刺激。如果雙腿有疼痛、感受改變或痠軟無力，強烈建議先尋求專業醫療協助，再開始執行任何矯正動作或徒手訓練動作。

　　以下將討論脊椎疼痛與問題的常見原因，並分享一些徒手訓練動作來強化並復健脊椎。

# 脊椎常見問題

## 頸部姿勢問題

　　我們曾經討論過，脊柱的功能包括支撐與移動，目的是保護胸腔裡的內臟。脊柱裡也有脊髓，負責連結身體與大腦。而頸部則有一個相當重要的功能，也就是將頭部擺在正確的位置，讓我們的各種感官得以順利運行。你可以思考一下，如果遇到很微弱的聲音、或看不太清楚的時候，你會如何改變頭部的位置呢？這時候負責平衡的內耳又會發生什麼事呢？頭部姿勢不良，就會破壞身體平衡系統的運作。

**KEY POINT** ////

頸椎必須維持在一定的位置，才能確保頭部讓視覺與聽覺正常運作，並有效保持平衡。

　　如果胸椎和腰椎的姿勢不良，頸椎就必須全權負責將頭部維持在正確位置，而這種壓力常常就是頸椎姿勢問題的根源。這種狀況相當常見，會在沒有明顯外力傷害或組織受損的情況下，造成頸部疼痛。

　　頸椎問題的最主要原因，就是脊椎長時間姿勢不良。不良的姿勢有很多種，但最常見的就是現代生活的前傾坐姿，例如看電視、開車，或使用電腦的時候。因此，愈發常見的靜態生活型態或工作模式，會讓肌肉虛弱並不斷延展，而頸部與肩關節周遭的肌肉則會過度緊繃。

　　圖 11.7 說明這些肌肉失衡的狀況，圖中的姿勢會導致頭部壓力過大，承受的重量是平常的三倍，最高可達 20 公斤左右。試想，如果每天都讓頸部有那麼大的壓力，會發生什麼事？

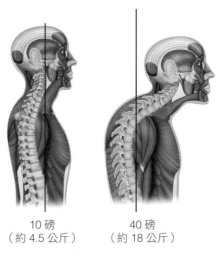

10 磅
（約 4.5 公斤）　　　40 磅
（約 18 公斤）

▲圖 11.7　頸椎姿勢問題

**KEY EXERCISE 11.1**　　**頸部後收** LEVEL 1

目標部位：頸椎
組　　數：2 組

次　　數：10 次
休　　息：20 秒

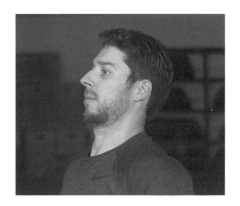

頸部後收是一個很棒的動作，可以減緩頸部過度前傾所帶來的問題。

**步驟**

1. 輕鬆站立。
2. 讓頸部與頭部保持中立位置，並輕輕讓肩膀遠離耳朵，想像把頸部拉長。
3. 將下巴往後收，這時候應該會感覺到下巴下方的頸部肌肉稍微收緊，同時請認真感受頭部與頸部後側的肌肉伸展。
4. 在這個姿勢維持幾秒，再讓頭部回到起始位置，這樣算一次動作。

**Point：**頸部後收的重點不是直接把頭往後仰，而是要調整頭的角度，讓下巴往下沉。如果不確定自己的動作對不對，可以幫自己錄影，或請夥伴看著你的動作。

## 胸椎姿勢問題

姿勢不良也會影響上背部（胸椎）的功能，也是在沒有因為外力而受傷的情況下，胸椎段疼痛的常見原因之一。會引起疼痛的姿勢不良，多半是因為脊椎長時間承受過度的壓力。

上背部姿勢問題的原理和頸椎類似，都是不良的坐姿或站姿持續太久的時間，而從事自行車或曲棍球等運動也會產生類似狀況。

如果坐太久或站太久，胸椎就會因為重力的關係開始往前塌，此時胸椎前凸會變明顯，連帶造成胸廓下沉、肩胛骨往前旋，導致

圓肩。此時頸部就必須更往前傾，來保持與胸椎的排列，否則視線可能就會看向地板。如果想親身體驗，你也可以試試看在胸椎往前塌的時候，不調整頸部的位置。不久之後，相信你就能理解為什麼這個姿勢會導致上背部、頸部、肩膀出現疼痛等問題。我們甚至都還沒開始討論腰椎呢！

**KEY POINT** ////

胸椎前凸會增加姿勢不良所帶來的壓力，此時肩膀會下沉並前旋，而頸部就同時必須增加前凸的幅度，才能維持與胸椎的排列。

**KEY EXERCISE 11.2** **脊椎上部滾筒放鬆** LEVEL 1

目標部位：胸椎　　　　　　　持續時間：30 秒
組　　數：3 組　　　　　　　休　　息：30 秒

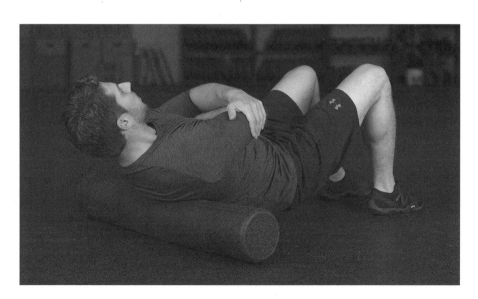

滾筒放鬆對於糾結或痠痛的肌肉相當有幫助，你可以善用體重來按摩痠痛的部位。這個姿勢本身就可以減少胸椎前凸，並降低姿勢帶來的壓力！

步驟

1. 坐在地上，將滾筒放在身後。
2. 躺到滾筒上，將滾筒置於肩胛骨下方。臀部抬離地面，雙腳屈膝，腳掌穩穩踩住地板。
3. 雙手環抱在胸前，讓背部拱起來，這樣更容易放鬆脊椎中段和肋骨的部位。
4. 慢慢前後滾動，從上背部一路往下滾到下背部的上方。如果有找到酸痛的部位，可以在這些地方多花點時間。滾筒放鬆30 秒後休息一下，這時候可以讓胸椎像拱橋一樣壓在滾筒上伸展。

**Point：**一開始使用滾筒放鬆時，建議用較軟的滾筒會比較不痛。越來越進步以後，可以改成較硬的滾筒，這樣對脊椎的支撐效果更好，也可以為軟組織施加更大的壓力。

## 肋骨關節問題（胸椎）

肋骨關節問題的可能原因，是肋骨與胸椎連結部位的關節穩定性不佳。這個關節相對較淺，很容易承受過度的壓力。疼痛感常常會突然出現，特別是在脊椎前彎的工作姿勢結束後，而深呼吸、向後伸展脊椎、扭轉脊椎等動作，甚至會使疼痛加劇。我們曾經提過，這種問題可能是姿勢不良所造成，而症狀通常在幾天後就會消失。如果要減少復發機率、減輕疼痛，建議嘗試動作 11.3。

**KEY EXERCISE 11.3**　　上背部伸展 LEVEL 1

目標部位：胸椎和頸椎
組　　數：3 組

持續時間：一邊 20 秒
休　　息：30 秒

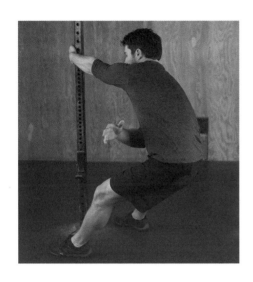

**Point：**做這個動作時脊椎出現喀喀聲很正常，不過也不要刻意讓脊椎發出聲音，順其自然就好。上背部伸展也可以搭配動作 11.2 一起執行，效果會更好。

　　對於現代生活的人而言，伸展上背部的肌肉非常重要。除了伸展背部肌肉以外，這個動作也可以稍微牽引胸椎和肋骨，而且簡單又有效，幾乎到處都可以做。

步驟

1. 抓住一個穩定的物體。如果在健身房，可以抓住槓鈴或任何形式的框架，只要不會被拉動就好；如果在家，可以抓著門框或任何穩定的物體。
2. 抓住穩定物的手臂打直，另一隻手橫在身體前方。
3. 身體往後仰，雙腳穩穩踩住地板，有必要的話可以讓臀部往下坐。可以稍微扭轉身體，讓更多部位獲得伸展。
4. 維持 20 秒後換邊。

## 胸椎椎間盤問題

　　胸椎椎間盤問題較不常見，因此這邊只會快速帶過。有些文獻指出，這種問題的出現機率是千分之一，有些則說是百萬分之一。這種罕見的問題其實相對單純，症狀是胸椎會感到間歇性疼痛，通常會在胸椎下段，而且維持坐姿、扭轉或側彎時會比較明顯。胸部周遭或前後的位置也有可能會感到疼痛。如果有類似症狀，建議嘗試動作11.4。

　　請注意，如果不舒服的感覺延伸到雙腿、肩胛骨或肚子，就要立刻尋求專業醫療協助。

**KEY EXERCISE 11.4**　　**眼鏡蛇式伸展** LEVEL 1

| | |
|---|---|
| **目標部位**：胸椎與腰椎 | **持續時間**：10 至 20 秒 |
| **組　　數**：3 組 | **休　　息**：30 秒 |

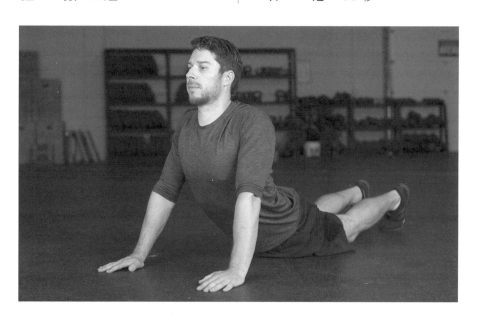

眼鏡蛇式伸展的目標是下腹部的肌肉，以及整個胸椎和腰椎。如果脊椎活動度較差，而且又常做高強度的核心訓練動作，這會是一個很棒的伸展動作。

**步驟**

1. 俯臥在地板上，雙手手掌貼穩地板，雙腳往後延伸。
2. 雙手手臂推直，讓髖關節貼穩地板。將脊椎往後彎曲，眼睛看向天花板，感受背部或腹部肌肉獲得伸展。
3. 試著將手臂打直，讓伸展感覺更明顯。如果可以，身體往後仰時可以吐氣，這樣會讓伸展漸漸加深。維持這個姿勢 10 至 20 秒，然後慢慢放鬆休息。

**Point：**如果你的力量不夠，無法用手臂支撐身體，可以讓前臂放在地板上來支撐。

## 下背疼痛

下背疼痛多半都不太嚴重，而且會隨著時間慢慢改善，只是偶爾疼痛會復發。有研究指出，英國有 35% 的成人隨時有下背疼痛的症狀，其中 80% 的人一輩子都難逃下背疼痛的魔掌，因此可說是一種相當常見的症狀。有人甚至宣稱，根據統計數據，人的一生中有過下背疼痛的經驗很「正常」。有些下背疼痛的原因可能比較嚴重，如果有疑慮，建議尋求專業醫療協助。

以下將討論較不嚴重且常見的下背疼痛，只要執行一定的身體活動，多半都可以大幅改善。當然，我們也會分享一些建議的徒手訓練動作。

## 非特定下背疼痛

　　非特定下背疼痛又稱做單純下背疼痛，指的是不太嚴重且沒有明顯原因與規律的下背疼痛。多數非特定下背疼痛會在四個月左右改善，雖然疼痛也可能會持續多達一年。相信各位讀者現在已經瞭解，人類肌肉骨骼系統非常複雜，而脊椎可能是全身上下最精密的結構。本書幾乎完全避免使用特定的診斷式標題，因為我們對人體疼痛的認識越來越多。你沒看錯，我們對人體疼痛的認識越來越多，但我們卻盡量避免用診斷式的標題來為各種肌肉骨骼問題下定論，非特定下背疼痛就是最好的例子。現在讓我們來探討非特定下背疼痛的可能原因。

　　腰椎只要是有神經經過的地方（其實幾乎整段腰椎都有），都可能造成下背疼痛，甚至會一路延伸到臀部、雙腿、雙腳。其實只要是在脊椎周遭的位置，都有可能出現疼痛，包括肌肉、韌帶、神經根、小面關節、椎間盤、脊椎骨，甚至是結締組織。

　　這時候你可能會好奇：「對啦，但是如果我去做脊椎掃描，不就可以確定疼痛的根源了嗎？」事實上，除非真的有嚴重的傷害導致下背疼痛（這種情況很少見），否則這個問題的答案是：「不會的」。舉例來說，沒有坐骨神經疼痛問題的人，大約有 20% 至 70% 的人在照了電腦斷層或核磁共振以後，有發現椎間盤突出的問題。換句話說，有些椎間盤出問題的人確實會出現背部疼痛，但也有很多人雖然影像上看起來是椎間盤出了問題，卻一點症狀都沒有。

　　如果醫師曾經判斷你有非特定下背疼痛，建議可以執行一些「非特定」的徒手訓練動作，來伸展並強化脊椎與其他身體部位。長久下來，這些動作會改善你的動作模式，讓身體更能承受現代生活模式帶

來的壓力。我們建議執行關鍵動作 11.4 與 11.5，但如果你目前沒有
下背疼痛的問題，可以試試動作 11.5 這個徒手訓練動作的王者。

**KEY EXERCISE 11.5**　**棒式** LEVEL 1

目標部位：胸椎與腰椎　　　　｜　持續時間：10 至 60 秒（取決
組　　數：3 組　　　　　　　｜　　　　　　於身體能力）
　　　　　　　　　　　　　　｜　休　　息：30 秒

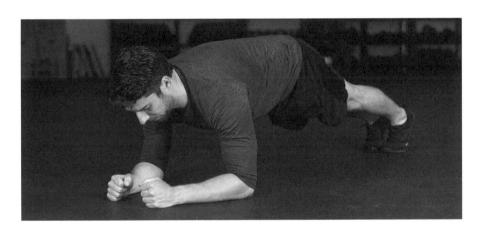

　　　棒式可能是訓練核心與脊椎韌性最單純又最有效的動作。執行
棒式時，要維持身體水平方向的穩定，同時用前臂與腳趾支撐身體，
主要訓練的部位是胸椎與腰椎周遭的肌肉，棒式是一個很棒的初學動
作，也可以衍生出許多不同版本。

步驟

1. 前臂放在地板，雙腳往後延伸，腳趾踩穩地板。
2. 上臂垂直地板，並將臀部抬到與肩膀一樣的高度。背部盡量
　　打直，下背部不能往下塌。

3. 如果覺得下背部刺痛或緊繃，可以將尾椎骨往下收，這樣可以減少該部位的壓力，並維持更中立的脊椎位置。

**Point：** 如果一般的棒式太難，可以改做雙膝跪地的版本，這樣會減少核心所需要支撐的體重。降低難度的另一個方法，是將雙手放在墊高的平台上，這樣可以將更多體重交給下肢來支撐。

## 腰椎椎間盤與退化性關節病變

這種病變指的是椎間盤退化，導致脊椎小面關節的活動度受限（圖 11.8），一般來說在老年人身上比較常見。如果你突然感到脊椎僵硬，或在很年輕的時候就有這個狀況，建議尋求專業的醫療協助。

患者可能會發現自己的脊椎活動範圍逐漸受限，最後下背部會在沒有受傷的情況下出現疼痛。如果身體可以輕鬆前彎，但打直或側彎很困難或不舒服，就表示你的脊椎可能已經出現退化性病變。照 X 光不一定能夠找出問題的根源，而且研究顯示，就算 X 光片上顯示脊椎有退化性病變，也不一定會有下背疼痛的狀況。如果曾經有醫師建議訓練脊椎的活動度與韌性，建議嘗試動作 11.6。

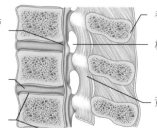

後縱韌帶
（Posterior longitudinal ligaments）

椎間盤（Intervertebral disc）

關節軟骨（Articular cartilage）

脊柱（Vertebral spine）

椎間孔（Intervertebral foramen）

黃韌帶（Ligamentum flavum）

▲ 圖 11.8　腰椎與椎間盤構造圖。

**KEY EXERCISE 11.6** **站姿側邊伸展** LEVEL 1

目標部位：胸椎與腰椎　　　　　　持續時間：一邊 20 秒

組　　數：一邊 3 下　　　　　　　休　　息：30 秒

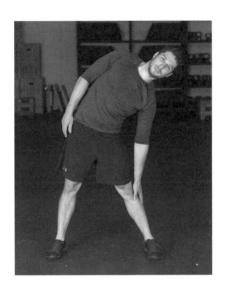 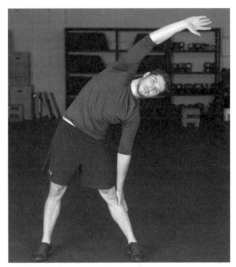

　　站姿側邊伸展可以提升胸椎與腰椎的活動度，做的時候會感覺腹斜肌和脊椎周遭的肌肉在伸展。核心側邊腹斜肌的作用是輔助彎曲和扭轉動作，可能會因為脊椎僵硬而變得緊繃。

（步驟）

1. 雙腳與肩同寬，雙手放在身體兩側。
2. 從側邊彎腰，將手從頭上拉往另一邊，這時候拉長那側的核心應該會有伸展感覺。
3. 做到活動度允許的範圍，維持 20 秒後換邊。

**Point：**如果覺得這個動作的伸展感覺不夠，可以將手直接碰到另一側的軀幹，這樣也能同時維持或提升肩關節活動度。

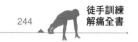

# 改善脊椎功能的徒手訓練動作

以下動作可以幫助你進一步減少背部與頸部疼痛,同時提升脊椎韌性、減少受傷機率。

**KEY EXERCISE 11.7** **脊椎下部滾筒放鬆** LEVEL 1

目標部位:腰椎　　　　持續時間:10至30秒(取決於耐受程度)
組　　數:3組　　　　休　　息:30秒

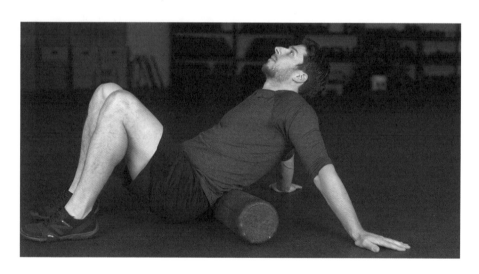

這次的滾筒放鬆來到腰椎。下背疼痛的原因很多,其中一個原因是肌肉緊繃,而滾筒放鬆是降低肌肉張力的好辦法。

**步驟**

1. 坐在地板上,將滾筒放在身體後方。
2. 往後躺在滾筒上,讓滾筒橫越在下背部,並稍微將臀部抬離地面,來增加滾筒施加在下背部的壓力,同時屈膝並將雙腳踩穩地板。

3. 雙手手臂放在後方地板上來支撐體重。

4. 緩慢前後滾動，專注在下背部。滾動大約 20 秒後，將滾筒壓在下背部，並將整個背部往後延伸越過滾筒，在這個姿勢維持 10 至 30 秒。

**Point：**先前提過，只要是滾筒相關動作，就建議先從較軟的滾筒開始，這樣可以減少不適感，以後再漸漸換成較硬的滾筒。

**KEY EXERCISE 11.8**　　**貓式伸展** LEVEL 1

目標部位：胸椎、頸椎、腰椎　　持續時間：30 秒
組　　數：3 組　　　　　　　　休　　息：30 秒

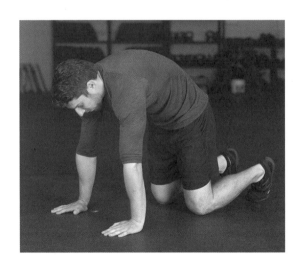

如果胸椎的活動度或柔軟度有問題，貓式伸展是一個很棒的動作。這個動作在瑜伽和其他活動度相關的訓練計畫都很常出現，也是我們打造強健身體的關鍵動作。

**步驟**

1. 先來到四足跪姿，手臂與大腿都與地板垂直，頸部放鬆、視線朝下。

2. 將脊椎往天花板推上去，想像要把兩個肩胛骨拆散，同時把尾椎骨往下收好。

3. 盡可能往上推，維持 30 秒。

**Point：**有些人可能對動作不太熟悉，不太確定該使用哪些肌肉，因此做起來覺得很困難。可以先試試拱起背部、先將臀部往後推、再將脊椎推向天花板，這樣可以啟動對側的肌群，並感受到肌肉的用力。這樣一來，就能對自己的脊椎姿勢更有意識。

**KEY EXERCISE 11.9** 超人式 LEVEL 2

目標部位：胸椎與腰椎　　　持續時間：20 秒
組　　數：3 組　　　　　　休　　息：30 秒

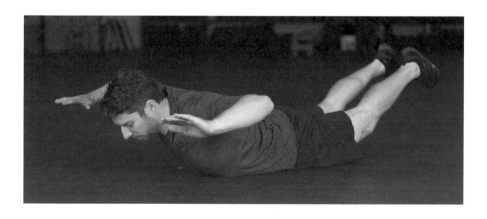

超人式可以訓練到下背部伸肌，加強腰椎主動伸展的能力。許多人可能覺得這個動作很困難，因為脊椎周遭肌肉（豎脊肌群）較弱。如果要強化脊椎的功能，這些肌肉非常重要。

**步驟**

1. 俯臥在地板，雙手往前延伸，手肘彎曲 90 度。
2. 用背部的肌肉將雙腿和上半身抬離地板。頸椎與胸椎周遭的肌肉負責將上半身抬離地面，而腰椎周遭的肌肉則負責將雙腿抬離地面。
3. 將上下半身盡可能往上抬高，然後維持 20 秒。

**Point：**請想像把背部和臀部所有肌肉收緊，但不要刻意繃緊腿後肌，這樣可以確保獲得完整的訓練效益。此外，請盡量不要彈跳，來到最高位置時盡可能維持不動。

**KEY EXERCISE 11.10**　　**側棒式** LEVEL 2

目標部位：胸椎和腰椎　　　　　持續時間：一邊 10 至 60 秒
組　　數：2 組　　　　　　　　休　　息：30 秒

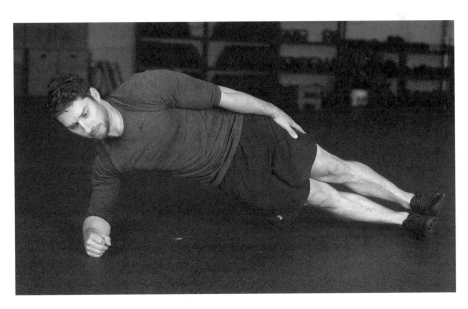

棒式是很有效的核心訓練動作,但對核心側邊肌肉(腹斜肌)的刺激不夠,而側棒式就解決了這個問題。側棒式的原則和棒式一樣,身體都要穩穩撐住,並以重力當作阻力。最重要的是,要在對抗重力的情況下,維持良好的「中立」脊椎姿勢。

> **步驟**

1. 側身躺在地板上,前臂貼穩地板,與身體呈 90 度。
2. 雙腳腳掌交疊。
3. 將髖關節往上推,讓肩關節、髖關節、膝關節、踝關節呈一直線。沒有撐在地上的那隻手可以舉向側邊或空中,或放在地板來輔助平衡。
4. 頭部和頸部維持中立,並維持預定的時間,休息一下再換邊。

**Point:** 即使是沒有做過側棒式的人,應該都能維持一小段時間。但如果還是覺得很困難,調整難度的方式和棒式一樣,可以讓膝蓋跪地,這樣一來就能降低核心支撐的體重。

---

**KEY EXERCISE 11.11** 站姿側傾 LEVEL 1

| 目標部位:胸椎與腰椎 | 次　　數:10(一邊 5 下) |
| --- | --- |
| 組　　數:3 組 | 休　　息:20 秒 |

站姿側傾可以強化腰椎與胸椎、提升脊椎活動度,並輔助日常生活或運動場上需要側傾的姿勢。你需要一支輕輕的棍子來執行站姿側傾,例如掃帚握把或小槓鈴。

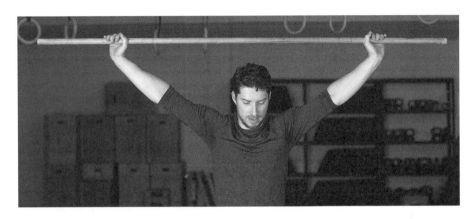

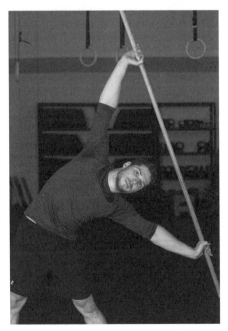
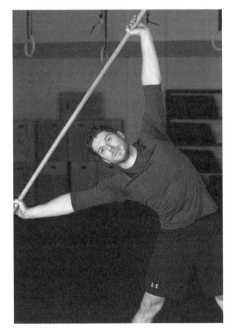

步驟

1. 寬握棍子，將棍子高舉在頭頂上。雙腳站寬，讓全身看起來
　 像一個大大的英文字母 X。

2. 透過腰部往一邊側彎，透過核心側邊的肌肉來控制動作。全程打直手肘，不要讓肩膀移動到頭的前方，要用腰來做動作。

3. 側傾到極限時，回到起始位置然後換邊，這樣算一次動作。

**Point**：做站姿側傾時最需要注意的是確保雙手手臂打直，並與頭部維持固定的相對位置。一不小心很容易就會讓手臂獨立動作，但這樣會讓動作錯誤。維持良好動作，才會有良好的訓練效果。

**KEY EXERCISE 11.12** 後支撐 LEVEL 2

目標部位：胸椎、腰椎、
　　　　　肩關節
組　　數：3 組

持續時間：10 至 30 秒
休　　息：30 秒

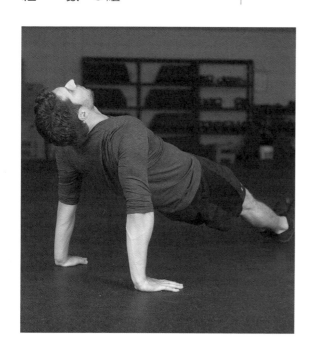

後支撐也屬於靜態支撐動作，可以練到大多數的背部肌肉，也能練到肩關節和上肢其他肌肉，是一個打造強健身體相當有效的動作。後支撐所訓練的肌群與棒式完全相反，而且比棒式更難，因為我們很不常做出這種動作型態。

**步驟**

1. 坐在地板，讓雙手手掌貼穩地板，手指指向後腳跟，雙腳往前伸直。
2. 將髖關節往上推，手臂打直。
3. 繼續把髖關節往上推，讓肩關節、髖關節、膝關節、踝關節呈一直線，並將腳跟踩穩地板。
4. 頭部維持中立、頸部打直，維持預定的時間後休息。

**Point：**一開始你可能因為肌力或肩關節活動度不足，而無法執行這個動作，這時候棍棒繞肩（動作 5.11）等肩關節伸展動作可能會有幫助。另外，也可以將雙手墊高到雙腳的高度，這樣可以降低動作難度。越來越熟練以後，再慢慢降低雙手的高度。

**KEY EXERCISE 11.13**　**捲腹** LEVEL 1

| | |
|---|---|
| 目標部位：胸椎、核心肌群 | 持續時間：20 至 30 秒 |
| 組　　數：3 組 | 休　　息：30 秒 |

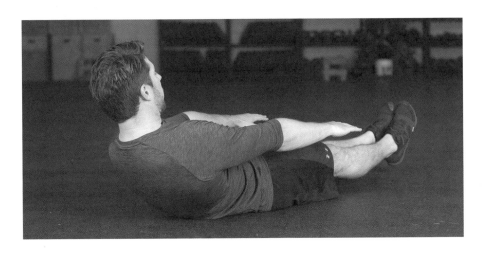

核心肌力提升以後，脊椎受傷的機率就會降低。換句話說，訓練軀幹周遭的肌肉，提升這些肌肉的韌性，是預防傷害的好辦法。捲腹可以將核心力量帶到一個全新的境界。

### 步驟

1. 躺在地板上，雙腳打直，雙手放在身體兩側。
2. 將肩關節抬離地板，並讓雙腳與雙手同時離地大約 5 公分。
3. 骨盆貼穩地板，但上背部可以離開地板，可以想像在一顆大球上做這個動作。
4. 維持預定的時間後休息。

**Point：**捲腹看起來很簡單，但可能比棒式還要難做得正確。如果要降低難度，可以屈膝讓雙腳的重量更貼近身體重心，這時候不要讓雙腳腳掌離地面太遠。越來越進步以後，再慢慢將雙腳打直。

### KEY EXERCISE 11.14　輪式 LEVEL 3

| | |
|---|---|
| 目標部位：脊椎、臀部、<br>　　　　　髖關節 | 持續時間：10 至 20 秒 |
| 組　　數：3 組 | 休　　息：30 秒 |

輪式（也稱為大法師）是提升脊椎健康最好的動作之一，常見於體操、街頭健身、瑜伽。輪式是打造強健身體的經典動作，是本書最困難的動作之一，對肌力和活動度的需求都非常大，但益處實在不勝枚舉，建議訓練時慢慢來，不要躁進。

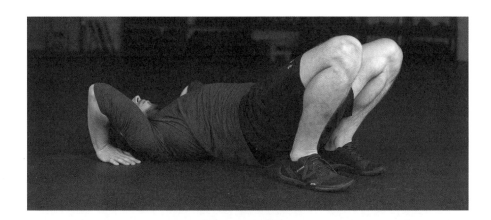

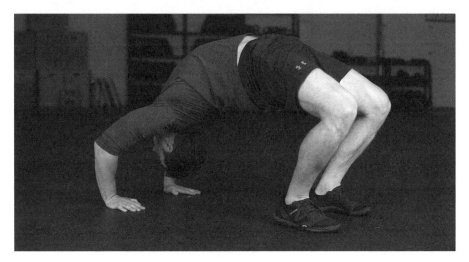

步驟

1. 屈膝仰躺在地板上，雙腳腳掌貼穩地板。雙腳不要離臀部太遠，也不要太近。

2. 雙手手掌放在頭部旁邊的地板上，手指指向腳趾，這個動作本身就需要很棒的肩關節與腕關節活動度。如果做不到，建議參考第五章和第七章的訓練動作。

3. 手掌和腳掌都貼穩地板以後，將軀幹推向半空中。這時候你整個背部的肌肉都會很用力，並盡可能將雙手與雙腳打直。

4. 軀幹推到最高後，維持預定的時間然後休息。

**Point**：輪式很可能是本章最困難的動作，請確定自己準備好後再開始嘗試。如果要降低難度，可以把雙手和雙腳再拉遠一些，活動度和肌力越來越好以後，再將雙手與雙腳慢慢拉近，因為越近對於脊椎和肩關節的活動度與柔軟度要求越高。

**KEY EXERCISE 11.15** 延伸棒式 LEVEL 3

目標部位：胸椎、腰椎、　　　　持續時間：5 至 15 秒
　　　　　核心肌群　　　　　　休　　息：30 秒
組　　數：3 組

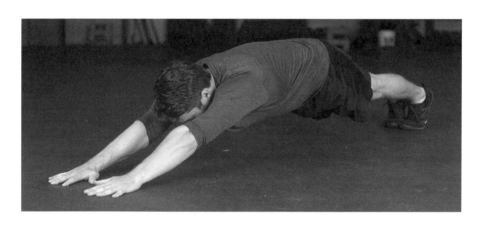

如果已經掌握了棒式的技巧，還想進一步提升肌力，就可以嘗試延伸棒式。延伸棒式相當彈性，可以根據肌力水準來調整難度；而且所需器材也相當簡單，只要確保地板不要太滑就好。

（步驟）

1. 先來到伏地挺身起始位置，雙手與肩同寬、垂直地板，並將腳趾踩穩地板。

2. 慢慢把手往前走，直到核心肌群必須很用力維持姿勢。

3. 頸部與頭部保持中立、手臂打直，並盡可能維持到 15 秒。

**Point**：延伸棒式的難度有很大的調整空間。如果想要變簡單，就讓雙手與雙腳距離身體近一點；如果想要變難，就讓雙手與雙腳距離身體遠一點。最終的目標是讓胸部與軀幹在不碰觸地板的情況下，盡可能接近地板。延伸棒式對脊椎和核心的需求都非常大，可以大幅提升肌力並降低受傷機率。

## 脊椎的目標動作

**KEY EXERCISE 11.16** **跪姿腹肌滾輪** LEVEL 3

目標部位：胸椎與腰椎　　　　次　數：5 至 10 次
組　　數：3 組　　　　　　　休　息：45 秒

　　跪姿腹肌滾輪相當困難，但是非常有效，相當值得加進訓練計畫。這個動作之所以困難和有效，是因為核心被迫出力保持脊椎姿勢穩定，同時又要發出很大的力量。也就是說，跪姿腹肌滾輪和仰臥起坐、捲腹等動作不一樣，因為這些動作會縮短軀幹的長度；而使用健腹輪做跪姿腹肌滾輪時會維持軀幹的長度，同時提升肌力並降低受傷機率。

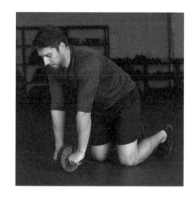
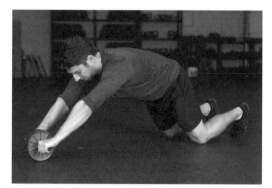
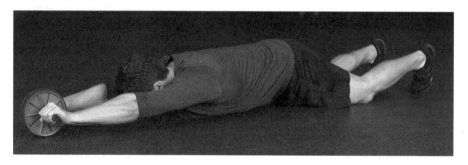

1. 先來到跪姿，並用雙手抓著健腹輪的握把。

2. 手肘打直、脊椎與地面水平、大腿與地面垂直。這是起始位置，同時也是結束位置。

3. 將滾輪往前滾，全程讓手臂與雙腿的相對角度維持相同。

4. 頭部與頸椎保持中立位置，往前滾到胸部碰到地板，暫停一秒後，再循相同路徑回到起始位置，這樣算一次動作。

**Point：**跪姿腹肌滾輪相當困難，多數人都會需要先降低難度，建議可以將健腹輪滾到牆壁或其他堅硬物體為止就好。這個方法很簡單，先來到起始位置，讓健腹輪距離牆壁或堅硬物體一

小段距離，然後把健腹輪往前滾，碰到牆壁或物體就停下來，再用核心的力量回到起始位置。一開始可以讓健腹輪與牆壁或物體的距離近一些，之後再慢慢增加距離，最終的目標是完全不需要牆壁或物體的輔助。

**KEY EXERCISE 11.17**　**懸吊舉腿** LEVEL 3

目標部位：胸椎
組　　數：3 組
次　　數：5 至 10 次
休　　息：45 秒

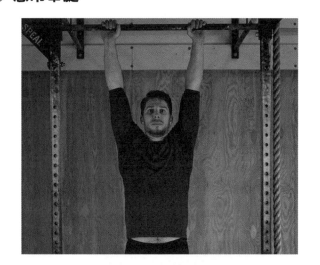

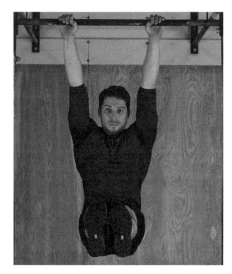

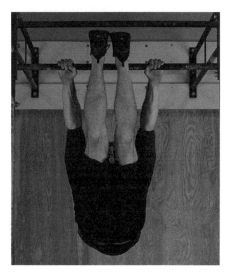

　　懸吊舉腿會對核心肌力帶來很大的挑戰，同時也可以讓脊椎產生較大的活動範圍，是體操運動的常見動作之一，並使用下肢的重量作為阻力。執行這個動作需要單槓或體操吊環。

**步驟**

1. 雙手與肩同寬（或稍寬一些）正手握住單槓。
2. 懸吊時將身體與雙腿打直，同時啟動肩胛並將肩膀往下收好。
3. 使用核心肌群的力量，彎腰將雙腿抬向空中，此時雙手要用力拉住單槓，以避免身體借力。
4. 將雙腿舉到至少與地面平行的位置，如果還算簡單，可以嘗試用腳趾去碰雙手。
5. 暫停一秒後，用有控制的方式讓雙腿回到起始位置。

**Point：**如果完整版本的動作太難，可以改成抬膝就好。動作的執行方法相同，只是抬膝版本只要將膝蓋抬向胸口就好，不必讓雙腳打直。抬膝的時候，更多的體重會更接近身體重心，因此核心肌群就不必那麼用力。核心越來越強以後，就可以開始慢慢挑戰完整版本的動作。

　　可能也有人會因為腿後肌的柔軟度不足，而無法正確執行懸吊舉腿。建議先提升腿後肌的柔軟度，其中又以腿後肌伸展（動作 8.3）最有效。

**KEY EXERCISE 11.18　直臂直膝超人式** LEVEL 2

| 目標部位：胸椎與腰椎 | 次　　數：10 次 |
|---|---|
| 組　　數：3 組 | 休　　息：30 秒 |

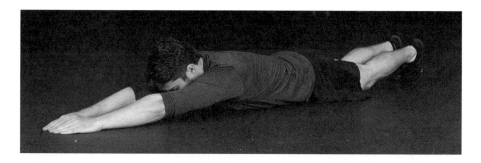

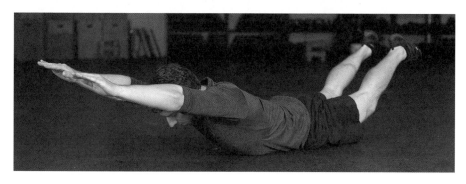

　　直臂直膝超人式是專門針對腰椎的訓練動作，屬於超人式的進階版，因為手腳伸直會讓重量更遠離體重心。

**步驟**

1. 俯臥在地板上，雙手往前伸直、雙腳往後伸直，來到起始位置。
2. 使用背部肌肉的力量，同時將雙手雙腳抬高。
3. 盡可能持續抬高手腳。
4. 到最高點時暫停一秒，再回到起始位置，這樣算一次動作。

**Point：**對多數人來說，直臂直膝超人式的動作本身應該不會太難，困難的是要有足以將雙手與雙腳抬得夠高的力量與活動度。只要持續練習，一定會越來越進步。

CHAPTER

# 12

# 訓練計畫

Build Your Own Bulletproof Body

# 上肢訓練計畫

請注意，接下來幾章所列出的訓練課表只能作為指引，不一定適合所有人。舉例來說，如果你的肩關節受傷，在訓練相關部位時可能就必須從初學者等級開始，但下肢和脊椎動作則可能可以從進階等級開始，而這種情況其實相當常見。

現在你已經瞭解各關節的構造，也知道常見傷害與預防方法了，我們就可以開始討論各種訓練計畫。以下指引會統整所有相關知識，讓你在按表操課時有所依據。

## ▌初學者

上肢訓練計畫總共有三種，分為初學者、中階者及進階者。初學者計畫的內容如表 12.1 所示，組數、次數、持續時間、休息時間等要素都已列在表中。

初學者計畫中包括腕關節、肘關節及肩關節動作。建議依照表中的順序、組數、次數來執行動作。這個計畫是很棒的入門計畫，因為不會花太多時間，就算一週執行三至五次，也不會對生活有太大的影響。

每週的訓練都會需要幾天休息，以一週訓練三次為例（後續章節的所有訓練計畫，都可以依循這種模式）：

週一：訓練
週二：休息
週三：訓練
週四：休息

週五：訓練

週六：休息

週日：休息

| | 組數 | 次數/持續時間 | 休息 | 頁數 |
|---|---|---|---|---|
| **腕關節動作** | | | | |
| 前臂與腕關節伸展 1 | 3 | 20 秒 | 20 秒 | 121 |
| 前臂與腕關節伸展 2 | 3 | 20 秒 | 20 秒 | 123 |
| 伏地挺身支撐 | 3 | 20 秒 | 20 秒 | 125 |
| **肘關節動作** | | | | |
| 反手推牆 | 3 | 5 至 20 下，取決於肌力水準 | 30 秒 | 96 |
| 直腿撐體 | 3 | 10 次 | 45 秒 | 102 |
| 手臂扭轉 | 3 | 10 次 | 20 秒 | 107 |
| **肩關節動作** | | | | |
| 胸部伸展 | 3 | 15 秒 | 10 秒 | 63 |
| 肩關節伸展 | 3 | 15 秒 | 10 秒 | 68 |
| 旋轉肌群伸展 | 3 | 10 秒 | 10 秒 | 69 |
| 肩胛滾筒放鬆 | 3 | 10 秒 | 30 至 45 秒 | 71 |

▲ 表 12.1　上肢初學者計畫

## 中階者

初學者計畫執行一陣子，或是覺得動作太簡單的時候，就可以開始執行中階者計畫（表 12.2）。中階者計畫的動作所訓練的肌肉與關節都一樣，但方法和效益都不太一樣。本計畫的動作次數也不多，所以一週也可以執行三至五次，每兩次訓練之間都安排休息。

| | 組數 | 次數／持續時間 | 休息 | 頁數 |
|---|---|---|---|---|
| **腕關節動作** | | | | |
| 拳頭伏地挺身支撐 | 3 | 20 秒 | 30 秒 | 128 |
| 手指伏地挺身支撐 | 3 | 10 至 20 秒 | 30 秒 | 129 |
| **肘關節動作** | | | | |
| 棒式掌撐推高 | 3 | 5 至 10 下，取決於肌力水準 | 30 秒 | 109 |
| 俄式挺身 | 3 | 10 秒 | 30 秒 | 111 |
| **肩關節動作** | | | | |
| 靜態懸吊 | 3 | 20 秒 | 30 秒 | 72 |
| 肩胛伏地挺身 | 3 | 10 次 | 30 秒 | 75 |
| 彈力帶繞肩 | 3 | 10 次 | 20 秒 | 65 |

▲ 表 12.2　上肢中階者計畫

## 進階者

　　如果中階者計畫的動作太簡單，或想要更多變化與挑戰，就可以開始執行進階者計畫（表 12.3）。進階者計畫的原則與之前一樣，建議盡量依循指引中的組數、次數、持續時間、休息時間，一路做完所有的動作。上肢進階者計畫只有八個動作，所以也建議一週訓練三至五次。

| | 組數 | 次數/持續時間 | 休息 | 頁數 |
|---|---|---|---|---|
| **腕關節動作** | | | | |
| 反手伏地挺身支撐 | 3 | 10 至 20 秒 | 45 秒 | 126 |
| 手腕懸吊 | 3 | 10 至 20 秒 | 45 秒 | 130 |
| 跪姿反手手腕伏地挺身 | 3 | 5 次 | 45 秒 | 132 |
| **肘關節動作** | | | | |
| 引體向上/靜態懸吊 | 3 | 1 至 20，取決於肌力水準 | 45 秒 | 99 |
| 離心反手引體向上 | 3 | 3 至 10 次 | 45 秒 | 104 |
| **肩關節動作** | | | | |
| 肩胛撐體 | 3 | 10 次 | 30 秒 | 59 |
| 青蛙姿 | 3 | 10 秒 | 30 秒 | 61 |
| 肩胛引體向上 | 3 | 10 次 | 30 秒 | 73 |

▲ 表 12.3　上肢進階者計畫

# 下肢訓練計畫

下肢常出現各種傷害，包括踝關節拉傷或扭傷、膝關節韌帶問題及髖關節功能異常等等。本章列出的訓練計畫能幫助傷害預防與復健，無論訓練者目前的水準為何，都能有所助益。

## ▌初學者

下肢初學者計畫（表 13.1）的適合對象是一陣子沒執行訓練，或傷害較嚴重而無法執行一般肌力訓練的人。因此，初學者計畫的動作主要以改善活動度和柔軟度為主，目標是修復動作模式，為更困難的動作準備。

和前一章提到的上肢動作一樣，建議依照指引來執行本計畫。如果無法執行計畫中的某項動作，做可以做的就好。受傷狀況改善、或是肌力與活動度漸漸提升以後，就可以把原本做不到的動作加進來。

下肢初學者計畫一樣可以每週執行三至五次，而且對日常生活幾乎不會造成影響。每週的訓練都會需要幾天休息，以一週訓練三次為例：

週一：訓練
週二：休息
週三：訓練
週四：休息
週五：訓練
週六：休息
週日：休息

| | 組數 | 次數/持續時間 | 休息 | 頁數 |
|---|---|---|---|---|
| **髖關節動作** | | | | |
| 膝蓋繞圈 | 3 | 一邊 10 次 | 10 秒 | 147 |
| 腿後肌伸展 | 3 | 一邊 20 秒 | 20 秒 | 151 |
| 髖屈肌伸展 | 3 | 一邊 20 秒 | 20 秒 | 156 |
| **膝關節動作** | | | | |
| 髂脛束鬆動 | 3 | 20 至 30 秒 | 20 秒 | 195 |
| 內收肌群滾筒放鬆 | 3 | 一邊 30 秒 | 20 秒 | 197 |
| 股四頭肌伸展 | 3 | 一邊 30 秒 | 20 秒 | 177 |
| 抗力球腿後勾 | 3 | 10 次 | 20 秒 | 179 |
| **踝關節動作** | | | | |
| 無負重背屈 | 3 | 一邊 10 次 | 20 秒 | 216 |
| 無負重蹠屈 | 3 | 一邊 10 次 | 20 秒 | 217 |
| 無負重內旋 | 3 | 一邊 10 次 | 20 秒 | 218 |
| 無負重外旋 | 3 | 一邊 10 次 | 20 秒 | 218 |
| 小腿伸展 | 3 | 20 秒 | 20 秒 | 220 |

▲表 13.1　下肢初學者計畫

## 中階者

　　初學者計畫如果太容易，或想要進一步提升肌力，就可以開始執行中階者計畫（表 13.2）。中階者計畫中有些動作還是以伸展和活

動度為目的（例如腹股溝伸展與髂脛束滾筒按摩），但加入了一些能
夠提升肌力的動作（例如深蹲和跨步）。

　　建議一樣按照指引執行中階者訓練計畫。如果無法執行特定動
作，就先略過，等到可以做的時候再做就好。一週執行三至五次的中
階者計畫，會帶來很棒的效果。

| | 組數 | 次數／持續時間 | 休息 | 頁數 |
|---|---|---|---|---|
| **髖關節動作** | | | | |
| 深蹲姿勢 | 3 | 30 秒 | 20 秒 | 149 |
| 腹股溝伸展 | 3 | 20 秒 | 20 秒 | 152 |
| 臀部伸展 | 3 | 一邊 20 秒 | 20 秒 | 154 |
| **膝關節動作** | | | | |
| 雙腳夾球 V 字 | 3 | 5 至 10 次 | 30 秒 | 181 |
| 深蹲 | 3 | 15 至 20 次 | 45 秒 | 174 |
| 髂脛束滾筒放鬆 | 3 | 一邊 30 秒 | 30 秒 | 187 |
| 跨步 | 3 | 一邊 10 次 | 30 秒 | 193 |
| **踝關節動作** | | | | |
| 脛骨前側肌肉伸展 | 3 | 30 秒 | 20 秒 | 219 |
| 下犬式 | 3 | 30 秒 | 30 秒 | 207 |
| 單腳平衡 | 3 | 20 至 60 秒 | 30 秒 | 209 |

▲ 表 13.2　下肢中階者計畫

## 進階者

如果中階者計畫太簡單，或已經無法繼續提升肌力和降低受傷風險，就可以開始執行進階者計畫（表 13.3）。進階者計畫的動作會真正挑戰到肌力（例如單腳深蹲）和活動度（例如蛙跳）。因此，建議身心都做好準備後，再開始執行進階者計畫。不過如果想先嘗試其中的一些動作，完全沒問題，這樣可以檢測自己的程度，決定是否準備好更進一步。

進階者計畫的動作數量一樣不多，一週訓練三至五次絕對沒問題，甚至還可以額外加入上肢和脊椎的訓練計畫。

| | 組數 | 次數／持續時間 | 休息 | 頁數 |
|---|---|---|---|---|
| **髖關節動作** | | | | |
| 梨狀肌滾筒放鬆與伸展 | 3 | 一邊 20 至 30 秒 | 30 秒 | 158 |
| 登山者式 | 3 | 一邊 10 次 | 30 秒 | 159 |
| 蛙跳 | 3 | 10 次 | 30 秒 | 161 |
| **膝關節動作** | | | | |
| 單腳深蹲 | 3 | 一邊 2 至 5 次 | 30 秒 | 184 |
| 翻滾跨坐 | 3 | 10 次 | 30 秒 | 187 |
| 離心腿後勾 | 3 | 2 至 5 次 | 30 秒 | 192 |
| **踝關節動作** | | | | |
| 離心提踵 | 3 | 10 至 20 次 | 30 秒 | 211 |
| 青蛙姿變化式 | 3 | 10 至 20 秒 | 30 秒 | 213 |
| 坐腳跟式 | 3 | 10 至 20 秒 | 30 秒 | 215 |

▲ 表 13.3　下肢進階者計畫

## 脊椎訓練計畫

讀過第十一章以後，相信你已經瞭解脊椎和核心是相當重要的部位。脊椎與周遭相關肌肉可能會發生各種傷害，所以當然要盡可能讓這個部位更強壯、更有韌性。我們提供的訓練計畫會訓練到脊椎的各分段。

脊椎訓練計畫一樣分成初學者、中階者、進階者計畫，以下將逐一探討。

### 初學者

脊椎初學者計畫（表 14.1）一共有五個動作，可以提升脊椎的活動度與柔軟度，並啟動核心肌群。這個計畫很適合沒有訓練經驗、一段時間沒訓練的人，也很適合傷後復建，核心肌群無法太用力的人。

| | 組數 | 次數/持續時間 | 休息 | 頁數 |
|---|---|---|---|---|
| **脊椎動作** | | | | |
| 脊椎上部滾筒放鬆 | 3 | 30 秒 | 30 秒 | 235 |
| 上背部伸展 | 3 | 一邊 20 秒 | 30 秒 | 237 |
| 眼鏡蛇式伸展 | 3 | 20 秒 | 30 秒 | 238 |
| 站姿側邊伸展 | 3 | 一邊 20 秒 | 30 秒 | 243 |
| 脊椎下部滾筒放鬆 | 3 | 30 秒 | 30 秒 | 244 |
| 貓式伸展 | 3 | 30 秒 | 30 秒 | 245 |

▲ 表 14.1　脊椎初學者計畫

　　這個計畫只有五個動作，因此建議每週執行三至五次，另外還可以與上肢和下肢訓練計畫結合（選擇適合自己的難度），設計出更全面的訓練計畫。

## 中階者

　　初學者計畫如果太簡單，或想要更多的變化，就可以開始執行中階者計畫（表 14.2）。初學者計畫的動作都以伸展和提升脊椎與核心活動度為主，而中階者計畫則包含一些可以提升肌力的動作。

| | 組數 | 次數／持續時間 | 休息 | 頁數 |
|---|---|---|---|---|
| **脊椎動作** | | | | |
| 超人式 | 3 | 20 秒 | 30 秒 | 246 |
| 棒式 | 3 | 20 秒 | 30 秒 | 241 |
| 站姿側傾 | 3 | 10 次（一邊 5 次） | 20 秒 | 248 |
| 側棒式 | 3 | 一邊 20 秒 | 30 秒 | 247 |
| 頸部後收 | 2 | 10 次 | 20 秒 | 233 |

▲表 14.2　脊椎中階者計畫

## 進階者

如果中階者計畫太簡單,就可以開始執行進階者計畫。進階者計畫的每個訓練動作都大有來頭,例如捲腹就是全世界體操選手都會做的動作;而延伸棒式的難度調整空間很大,能夠有效提升肌力。

| | 組數 | 次數/持續時間 | 休息 | 頁數 |
|---|---|---|---|---|
| **脊椎動作** | | | | |
| 後支撐 | 3 | 20 秒以上 | 30 秒 | 250 |
| 捲腹 | 3 | 20 至 30 秒 | 30 秒 | 251 |
| 輪式 | 3 | 10 至 20 秒 | 30 秒 | 252 |
| 延伸棒式 | 3 | 5 至 15 秒 | 30 秒 | 254 |

▲ 表 14.3　脊椎進階者計畫

# 全身訓練計畫

特定部位訓練計畫可以降低該部位的受傷機率,但很多人應該會想要更全面的訓練,而我們也建議全身都訓練。就算你只有想加強肩膀或上肢,還是可以訓練脊椎和下肢,因為這樣可以降低受傷風險,同時避免只訓練少數部位而帶來的失衡風險。

## 初學者

全身初學者計畫(表 15.1)相當適合想提升全身韌性並降低受傷風險的人,裡面包含的訓練動作其實就是特定部位訓練動作結合

起來。建議依照指引完成所有的動作、組數與次數，讓訓練變得更完整。整個計畫的執行時間應該不會超過一小時，因此可以一週執行三至五次。

| | 組數 | 次數/持續時間 | 休息 | 頁數 |
|---|---|---|---|---|
| **腕關節動作** | | | | |
| 前臂伸展 1 | 3 | 20 秒 | 20 秒 | 121 |
| 前臂伸展 2 | 3 | 20 秒 | 20 秒 | 123 |
| 伏地挺身支撐 | 3 | 20 秒 | 20 秒 | 125 |
| **肘關節動作** | | | | |
| 反手推牆 | 3 | 5 至 20 次，取決於肌力水準 | 30 秒 | 96 |
| 直腿撐體 | 3 | 10 次 | 45 秒 | 102 |
| 手臂扭轉 | 3 | 10 次 | 20 秒 | 107 |
| **肩關節動作** | | | | |
| 胸部伸展 | 3 | 15 秒 | 10 秒 | 63 |
| 肩關節伸展 | 3 | 15 秒 | 10 秒 | 68 |
| 旋轉肌群伸展 | 3 | 10 秒 | 10 秒 | 69 |
| 肩胛滾筒放鬆 | 3 | 10 秒 | 30 至 45 秒 | 71 |
| **脊椎動作** | | | | |
| 上背部伸展 | 3 | 一邊 20 秒 | 30 秒 | 237 |
| 脊椎上部滾筒放鬆 | 3 | 30 秒 | 30 秒 | 235 |

| 眼鏡蛇式伸展 | 3 | 20 秒 | 30 秒 | 238 |
|---|---|---|---|---|
| 站姿側傾 | 3 | 20 秒 | 30 秒 | 248 |
| 脊椎下部滾筒放鬆 | 3 | 30 秒 | 30 秒 | 244 |
| 貓式伸展 | 3 | 30 秒 | 30 秒 | 245 |
| **髖關節動作** | | | | |
| 膝蓋繞圈 | 3 | 一邊 10 次 | 10 秒 | 147 |
| 腿後肌伸展 | 3 | 一邊 20 秒 | 20 秒 | 151 |
| 髖屈肌伸展 | 3 | 一邊 20 秒 | 20 秒 | 156 |
| **膝關節動作** | | | | |
| 髂脛束鬆動 | 3 | 20 至 30 秒 | 20 秒 | 195 |
| 內收肌群滾筒放鬆 | 3 | 一邊 30 秒 | 20 秒 | 197 |
| 股四頭肌伸展 | 3 | 一邊 30 秒 | 20 秒 | 177 |
| 抗力球腿後勾 | 3 | 10 次 | 20 秒 | 179 |
| **踝關節動作** | | | | |
| 無負重背屈 | 3 | 一邊 10 次 | 20 秒 | 216 |
| 無負重蹠屈 | 3 | 一邊 10 次 | 20 秒 | 217 |
| 無負重內旋 | 3 | 一邊 10 次 | 20 秒 | 218 |
| 無負重外旋 | 3 | 一邊 10 次 | 20 秒 | 218 |
| 小腿伸展 | 3 | 20 秒 | 20 秒 | 220 |

▲ 表 15.1　全身初學者計畫

## 中階者

比起初階者計畫，全身中階者計畫（表 15.2）的動作更進階，也有更多提升肌力的動作，所以可能要花點時間適應新的動作。如果有些動作太難，也可以安排一些初階者計畫的動作來替代，這樣相當正常，對於傷後復建或一陣子沒訓練的人更是如此。

|  | 組數 | 次數/持續時間 | 休息 | 頁數 |
|---|---|---|---|---|
| **腕關節動作** | | | | |
| 拳頭伏地挺身支撐 | 3 | 20 秒 | 30 秒 | 128 |
| 手指伏地挺身支撐 | 3 | 10 至 20 秒 | 30 秒 | 129 |
| **肘關節動作** | | | | |
| 棒式掌撐推高 | 3 | 5 至 10 次，取決於肌力水準 | 30 秒 | 109 |
| 俄式挺身 | 3 | 10 秒 | 30 秒 | 111 |
| **肩關節動作** | | | | |
| 靜態懸吊 | 3 | 20 秒 | 30 秒 | 72 |
| 肩胛伏地挺身 | 3 | 10 次 | 30 秒 | 75 |
| 彈力帶繞肩 | 3 | 10 次 | 20 秒 | 65 |
| **脊椎動作** | | | | |
| 超人式 | 3 | 20 秒 | 30 秒 | 246 |
| 棒式 | 3 | 20 秒 | 30 秒 | 241 |

| | | | | |
|---|---|---|---|---|
| 站姿側傾 | 3 | 10次(一邊5次) | 20 秒 | 248 |
| 側棒式 | 3 | 一邊 20 秒 | 30 秒 | 247 |
| 頸部後收 | 2 | 10 次 | 20 秒 | 233 |
| **髖關節動作** | | | | |
| 深蹲姿勢 | 3 | 30 秒 | 20 秒 | 149 |
| 腹股溝伸展 | 3 | 20 秒 | 20 秒 | 152 |
| 臀部伸展 | 3 | 一邊 20 秒 | 20 秒 | 154 |
| **膝關節動作** | | | | |
| 雙腳夾球 V 字 | 3 | 5 至 10 次 | 30 秒 | 181 |
| 深蹲 | 3 | 15 至 20 次 | 45 秒 | 174 |
| 髂脛束滾筒放鬆 | 3 | 一邊 30 秒 | 30 秒 | 187 |
| 跨步 | 3 | 一邊 10 次 | 30 秒 | 193 |
| **踝關節動作** | | | | |
| 脛骨前肌肉伸展 | 3 | 30 秒 | 20 秒 | 219 |
| 下犬式 | 3 | 30 秒 | 30 秒 | 207 |
| 單腳平衡 | 3 | 20 至 60 秒 | 30 秒 | 209 |

▲ 表 15.2　全身中階者計畫

## 進階者

全身進階者計畫（表 15.3）的動作難度最高，對於傷害預防與復健的效果最好。本計畫一樣建議每週執行三至五次，並在兩次訓練之間安排休息日。如果有些動作難以執行，可以用中階者或初學者計畫的動作來替代。

| | 組數 | 次數／持續時間 | 休息 | 頁數 |
|---|---|---|---|---|
| **腕關節動作** | | | | |
| 反手伏地挺身支撐 | 3 | 10 至 20 秒 | 45 秒 | 126 |
| 手腕懸吊 | 3 | 10 至 20 秒 | 45 秒 | 130 |
| 跪姿反手手腕伏地挺身 | 3 | 5 次 | 45 秒 | 132 |
| **肘關節動作** | | | | |
| 引體向上／靜態懸吊 | 3 | 1 至 20 次，取決於肌力水準 | 45 秒 | 99 |
| 離心反手引體向上 | 3 | 3 至 10 次 | 45 秒 | 104 |
| **肩關節動作** | | | | |
| 肩胛撐體 | 3 | 10 次 | 30 秒 | 59 |
| 青蛙姿 | 3 | 10 秒 | 30 秒 | 61 |
| 肩胛引體向上 | 3 | 10 次 | 30 秒 | 73 |
| **脊椎動作** | | | | |
| 後支撐 | 3 | 20 秒以上 | 30 秒 | 250 |

| 捲腹 | 3 | 20 至 30 秒 | 30 秒 | 251 |
|---|---|---|---|---|
| 輪式 | 3 | 10 至 20 秒 | 30 秒 | 253 |
| 延伸棒式 | 3 | 5 至 15 秒 | 30 秒 | 254 |
| **髖關節動作** | | | | |
| 梨狀肌滾筒放鬆與伸展 | 3 | 一邊 20 至 30 秒 | 30 秒 | 158 |
| 登山者式 | 3 | 一邊 10 次 | 30 秒 | 159 |
| 蛙跳 | 3 | 10 次 | 30 秒 | 161 |
| **膝關節動作** | | | | |
| 單腳深蹲 | 3 | 一邊 2 至 5 次 | 30 秒 | 184 |
| 翻滾跨坐 | 3 | 10 次 | 30 秒 | 189 |
| 離心腿後勾 | 3 | 2 至 5 次 | 30 秒 | 192 |
| **踝關節動作** | | | | |
| 離心提踵 | 3 | 10 至 20 次 | 30 秒 | 211 |
| 青蛙姿變化式 | 3 | 10 至 20 秒 | 30 秒 | 213 |
| 坐腳跟式 | 3 | 10 至 20 秒 | 30 秒 | 215 |

▲ 表 15.3　全身進階者計畫

# 目標訓練計畫

本書的動作大致分為兩類，第一類動作的目的是傷害預防與復健，都會訓練到全身最重要的關節；第二類則屬於目標動作，在每章的最後都會介紹幾個。

我們曾經提過，目標動作可以讓你監測自己的進步，本身也是很棒的訓練動作，當然也可以結合起來形成更進階的訓練計畫。這樣的計畫對於傷害預防與復健的效果更好，同時也能提升肌力、活動度、柔軟度及體能。目標訓練計劃可以讓你執行數月甚至數年，讓你準備好執行更困難的徒手訓練動作[1]。

目標訓練計畫的動作、組數、次數、持續時間、休息時間都列在表 16.1。

| | 組數 | 次數／持續時間 | 休息 | 頁數 |
|---|---|---|---|---|
| **腕關節動作** | | | | |
| 反手手腕伏地挺身 | 3 | 10 次 | 30 秒 | 134 |
| 手腕引體向上 | 3 | 3 至 5 次 | 45 秒 | 136 |
| 拳頭俄式挺身 | 3 | 5 至 20 秒 | 45 秒 | 138 |
| **肩、肘關節動作** | | | | |
| 雙槓下推 | 3 | 5 至 10 次 | 45 秒 | 85 |
| 弓箭手伏地挺身 | 3 | 一邊 5 至 10 次 | 45 秒 | 112 |
| **肩關節動作** | | | | |
| 引體向上 | 3 | 5 至 10 次 | 45 秒 | 86 |
| 德式懸吊 | 3 | 15 秒 | 30 秒 | 81 |

| 脊椎動作 | | | | |
|---|---|---|---|---|
| 跪姿腹肌滾輪 | 3 | 5 至 10 次 | 45 秒 | 255 |
| 懸吊舉腿 | 3 | 5 至 10 次 | 45 秒 | 257 |
| 直臂直膝超人式 | 3 | 10 次 | 30 秒 | 258 |
| 髖關節動作 | | | | |
| 徒手深蹲 | 3 | 20 次 | 45 秒 | 162 |
| 鴨子走路 | 3 | 10 至 20 步 | 45 秒 | 165 |
| 膝關節動作 | | | | |
| 滑冰式 | 3 | 10 次（一邊 5 次） | 30 秒 | 198 |
| 深蹲跳 | 3 | 10 至 15 次 | 45 秒 | 199 |
| 跨步跳 | 3 | 10 至 15 次 | 45 秒 | 201 |
| 踝關節動作 | | | | |
| 跳繩 | 3 | 30 至 60 秒 | 45 秒 | 221 |

▲ 表 16.1　目標訓練計畫

　　執行上述訓練動作時，全身肌群幾乎都會同時參與，扮演移動或穩定身體的角色。

　　目標訓練計畫建議每週執行三至五次，每兩次訓練中間安排休息日。不過因為這是本書難度最高的訓練計畫，所以如果無法每個動作都做到，也不要氣餒。慢慢練習，你會發現身體越來越強壯、越來越靈活。

---

1　詳見艾許利・凱琳（Ashlet Kalym）所著的《健美操徒手訓練完全指南》（*Complete Calisthenics - The Ultimate Guide to Bodyweight Exercise*），第二版，奇切斯特（Chichester），英國，蓮花出版（Lotus Publishing）

# 打造個人的訓練計畫

本章將帶領你根據自己的受傷狀況或身體弱點，打造屬於自己的訓練計畫。每個人受傷的經驗不同，不管是受傷部位嚴重程度都不一樣，所以復健計畫也會因人而異。我們理解並非每位讀者都有打造訓練計畫的經驗，而本章正是針對多數無經驗的讀者所寫。

首先，要先確認自己特別想要或需要訓練哪個部位。舉例來說，如果你常常跑步，然後又有膝關節的問題，就建議加入膝關節訓練動作，當然也不要忽略髖關節和踝關節訓練動作。對你來說，執行上肢訓練動作當然也會有好處，但跑步對於下肢關節的影響較大，所以建議以下肢訓練動作為優先。

第二，你的經驗和能力會決定訓練計畫中應該放入哪些動作。同樣以跑者為例，如果肌力水準還無法做到單腳深蹲，就不要加入這個動作。如果不確定自己的程度，建議先從簡單的動作開始，再慢慢進階。覺得動作太簡單、或整個訓練計畫不再有挑戰性的時候，再加入其他較進階的動作。

第三，建議依循本書建議的組數、次數、持續時間及休息時間，如果有必要再調整。舉例來說，如果你發現三組伏地挺身做不完，就少做一組看看；如果覺得 45 秒休息不夠，可以放心調整成 60 秒。

接下來我們提供一個空白表格，讓你自行填入動作，打造自己的訓練計畫。你可以在表格中填入計畫名稱、訓練部位、以及組數、次數、持續時間、休息時間等資訊。

| 計畫名稱： | | | |
|---|---|---|---|
| | 組數 | 次數/持續時間 | 休息 |
| **腕關節動作** | | | |
| | | | |
| | | | |
| | | | |
| **肘關節動作** | | | |
| | | | |
| | | | |
| | | | |
| **肩關節動作** | | | |
| | | | |
| | | | |
| | | | |
| **脊椎動作** | | | |
| | | | |
| | | | |
| | | | |
| **髖關節動作** | | | |
| | | | |
| | | | |
| | | | |
| **膝關節動作** | | | |
| | | | |
| | | | |
| | | | |
| **踝關節動作** | | | |
| | | | |
| | | | |
| | | | |

常見問題

我們將在本章回答徒手訓練動作與傷害預防和復健的常見問題。如果本章無法為你解惑，歡迎隨時透過電子郵件與我們聯繫：bulletproofbodies@email.com。

**Q1 我從來沒有受傷過，還需要執行訓練來預防傷害嗎？**

**A** 透過訓練來預防傷害就好像保險一樣，你不會希望事情真的發生，但不去做的風險更大。訓練所需要的時間很少，但效益很高，除了預防受傷以外，也可以提升特定部位的肌力、改善身體功能，以及促進日常生活表現。本書所分享的動作和訓練計畫都是為了更困難的訓練做準備，或提升日常生活品質，大幅減少你受傷的機率。

**Q2 我可不可以只訓練某一特定關節或部位就好？**

**A** 當然可以，但我們還是建議全身都要訓練，畢竟只訓練少數部位可能會造成失衡，後續會需要更多訓練來矯正。如果你單次的時間只允許訓練某一特定部位，可以考慮納入本書提供的動作，並在其他天訓練其他部位。舉例來說，如果你週一跑步、週三訓練手臂、週五訓練核心，就可以在週一訓練下肢、週三訓練上肢、週五訓練脊椎。這些訓練動作都不會花太多時間，而只要你認同這些動作的效益，都可以輕鬆加入日常訓練計畫。

**Q3 我已經有自己的暖身計畫，可以用本書的任何計畫來取代我原有的計畫嗎？**

**A** 當然可以，不過前提是你現在的暖身計畫無助於傷害預防。如果你現在的暖身只有在跑步機上跑五分鐘，然後快速做幾個伸展動作，就表示有些較容易受傷的部位沒有得到足夠訓練，甚

至這種暖身計畫本身很可能造成受傷。在執行肌力或活動度訓練前，請一定要確實做好暖身。

**Q4　我已經退休了，不像以前靈活強壯，也可以練嗎？**

**A**　本書的訓練動作適用於所有年齡層的讀者，而且每個動作都有分級，可以輕鬆分辨動作難度。此外，本書動作的難度大致與出現順序相符，也都是為了找回肌力與活動度所設計。許多研究指出，肌力和活動度提升，可以大幅提年長者的生活品質。

**Q5　本書的訓練和我的治療師建議的不同，怎麼辦？**

**A**　所有有執照的物理治療師都有足夠知識，能夠評估傷害並提出復健方法，不過他們對徒手訓練動作卻不一定熟悉，因此本書的內容還是可以與標準的物理治療相輔相成。

我們處理傷害預防與復健的手法是讓身體變強壯、靈活、強韌。我們鼓勵你執行本書的動作，來加強目前身體的不足。如果你現在執行的計畫，並不會全面提升身體功能，我們建議在你目前的計畫中加入本書的訓練動作。我們並不鼓勵直接放棄你目前的計畫，除非你覺得非這麼做不可。

**Q6　我是孕婦，本書的動作會不會對我造成危險？**

**A**　這個問題很複雜，因為不同動作的風險不一樣。舉例來說，有些單純的伸展，顯然就比德式懸吊還安全，畢竟德式懸吊必須頭下腳上支撐全身體重。此外，有些需要肌肉強力收縮的動作，可能會讓血壓大幅升高。另外在懷孕期間，韌帶會比平常還要鬆軟，造成受傷風險提高。如果孕婦想執行本書的任何動作，我們建議只做低強度的核心穩定訓練動作和伸展動作就好，盡

量避免身體承受不必要的壓力。如果有疑慮，建議尋求專業醫療協助，確認你想做的動作是否安全，相信相關人員能夠根據你的情況給予最適當的建議。

## Q7 我沒有時間好好正式訓練，可不可以只做本書的傷害預防與復健動作就好？

**A** 如果沒時間正式訓練，本書的動作確實有助於維持甚至提升身體能力。本書大多動作都能達到傷害預防、復健、提升肌力和活動度的效果，而每章最後提到的目標動作，本身就可以當作正式訓練動作。舉例來說，肩關節就有伏地挺身、雙槓下推、引體向上等目標動作，都能有效提升肌力與體能，所需的時間與器材也都相當少。除了肩關節以外，其他部位也都有類似的目標動作，足夠打造正式的訓練計畫。

## Q8 我曾經與物理治療師和私人教練合作過，一直以來都用各種器械做訓練。徒手訓練動作有比較厲害嗎？

**A** 器械訓練固然有效，卻剝奪了人體活動一個很重要的面向，也就是穩定與控制。真實世界的動作都發生在三維空間，也就是人體關節的活動角度並沒有限制，所以肌肉和關節等組織就必須控制動作。而器械訓練上的動作多半只發生在二維空間，動作方向受到限制。

以胸推機為例，機器上有握把，可以在往前推時帶給我們阻力，而握把只能往一個方向推，所以肌肉與關節不需要控制重量、平衡，這和人體自然動作有很大的區別。使用胸推機只能提升往前推的力量，但這個效果未必延伸到日常生活中的其他動作。

伏地挺身與胸推機動作類似，但很明顯伏地挺身屬於三維動作，

因為肩關節的活動不會受限。換句話說，伏地挺身對控制能力的需求遠高於胸推機。此外，做伏地挺身時還需要穩住核心來維持身體姿勢，又會進一步使用到臀部和雙腿。同樣花時間訓練，伏地挺身的全身訓練效益就比胸推機高了不少。

如果是一般訓練，這兩種動作的差異不會太大，但今天我們討論的是傷害預防與復健，那就差很多了。如果目的是全身的控制能力，就應該以三維動作為訓練主軸，而徒手訓練動作就特別適合，因為幾乎全都屬於三維動作。此外，徒手訓練動作的難度也可以輕鬆調整。

**Q9** 我的小孩受傷了，也可以讓他們執行本書的訓練嗎？

**A** 這個問題也很複雜，考量的因素包括年齡、訓練背景及家長監督與指導的技巧。理論上，多數動作對於青少年來說都很安全，但也要小心過度訓練，因為他們的肌肉骨骼尚未發育完全，可能會出問題。讓孩子訓練前，建議先尋求專業的醫療協助。

**Q10** 頸椎的訓練都很簡單，有更進階的動作嗎？

**A** 本書的頸椎訓練動作確實比較初階，我們的理由是，畢竟讀者在執行動作時我們無法監控，因此無法確認動作是否正確。如果是其他部位的訓練動作倒還好，但頸椎非常脆弱，受傷的後果非常嚴重，因此我們決定捨棄進階的頸椎訓練動作。如果想學更進階的動作，可以去道館或練習接觸型的運動，這些場館都會有適合的器材與教練，可以讓你安全執行頸部訓練。許多頸部常見問題都需要調整胸部與腰部的姿勢，所以如果先花些時間處理這兩個部位，頸部就不需要太多的訓練。

HealthTree
健康樹　健康樹系列 179

# 徒手訓練解痛全書
Build Your Own Bulletproof Body

| | |
|---|---|
| 作　　　　　者 | 羅斯‧克利福德（Ross Clifford）、艾許利‧凱琳（Ashley Kalym） |
| 譯　　　　　者 | 王啟安 |
| 封　面　設　計 | 張天薪 |
| 版　型　設　計 | 變設計－Ada |
| 內　文　排　版 | 許貴華 |
| 行　銷　企　劃 | 蔡雨庭‧黃安汝 |
| 出版一部總編輯 | 紀欣怡 |

| | |
|---|---|
| 出　　版　　者 | 采實文化事業股份有限公司 |
| 業　務　發　行 | 張世明‧林踏欣‧林坤蓉‧王貞玉 |
| 國　際　版　權 | 施維真‧王盈潔 |
| 印　務　採　購 | 曾玉霞 |
| 會　計　行　政 | 李韶婉‧許俶瑀‧張婕莛 |
| 法　律　顧　問 | 第一國際法律事務所　余淑杏律師 |
| 電　子　信　箱 | acme@acmebook.com.tw |
| 采　實　官　網 | www.acmebook.com.tw |
| 采　實　臉　書 | www.facebook.com/acmebook01 |

| | |
|---|---|
| I　S　B　N | 978-626-349-402-2 |
| 定　　　　　價 | 450元 |
| 初　版　一　刷 | 2023年9月 |
| 劃　撥　帳　號 | 50148859 |
| 劃　撥　戶　名 | 采實文化事業股份有限公司 |
| | 104台北市中山區南京東路二段95號9樓 |
| | 電話：(02)2511-9798　傳真：(02)2571-3298 |

國家圖書館出版品預行編目資料

徒手訓練解痛全書 / 羅斯 . 克利福德 (Ross Clifford), 艾許利 . 凱琳 (Ashley Kalym) 著；王啟安譯 . -- 初版 . -- 臺北市：采實文化事業股份有限公司 , 2023.09

288 面；23×17 公分 . -- ( 健康樹；179)

譯自 : Build your own bulletproof body

ISBN 978-626-349-402-2( 平裝 )

1.CST: 徒手治療 2.CST: 運動訓練

418.931　　　　　　　　　　　　　　　　　　　　　　112012775

Build Your Own Bulletproof Body
Lotus Publishing, Ross Clifford & Ashley Kalym © January 2022
All Rights Reserved.
This complex Chinese characters edition was published by ACME Publishing Co., Ltd., in 2023
By arrangement with Lotus Publishing through LEE's Literary Agency

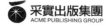